Kerstin Lüking

Königin im Wochenbett

Warum Selbstfürsorge und Unterstützung so wichtig für Deine Gesundheit sind

südwest

Für:

Mama – für Deine vielen Hühnersuppen und die verlässliche Kinderbetreuung über so viele Jahre.

Lea – für Dein »große Schwester«-Sein und den »Laden mal eben schmeißen«-Einsatz.

Holger – für Deine Liebe, mit der Du mich durch die Geburten und Wochenbetten getragen hast.

Johanna, Paul, Greta, Mathilda, Philip und Marlene – Ihr seid ein großartiger Haufen.

Hinweis:
Alle Menschen mit einer Gebärmutter können ein Kind gebären. Dazu zählen Trans-, intergeschlechtliche und nicht binäre Personen. Bitte fühlt Euch alle von mir angesprochen, denn die körperlichen Veränderungen sind im Wochenbett fast überall ähnlich.

Aus Gründen der besseren Lesbarkeit wird bei Personenbezeichnungen und personenbezogenen Hauptwörtern in diesem Buch entweder die weibliche oder die männliche Form verwendet. Entsprechende Begriffe gelten im Sinne der Gleichbehandlung grundsätzlich für alle Geschlechter. Die verkürzte Sprachform hat nur redaktionelle Gründe und beinhaltet keine Wertung.

Inhalt

Vorwort

Liebe Leserin,

ich gratuliere Dir von Herzen zur Geburt Deines Kindes. Du hast Großartiges vollbracht und wirst dabei wahrscheinlich das erste Mal in Deinem Leben eine Grenzerfahrung erlebt haben. Die letzten Wochen waren bestimmt voller Vorfreude und Aufregung, vielleicht haben Dich aber auch Sorgen umgetrieben. Gedanken wie »Das Kind ist hoffentlich gesund! Wie wird es sein mit unserem Baby? Ist alles vorbereitet für den Nachwuchs?« werden Dich begleitet haben. Hast Du dabei aber auch nur einen Gedanken an Dich selbst verschwendet? Hast Du Dir länger als zehn Minuten am Stück auch nur ansatzweise Gedanken zu Deiner eigenen körperlichen und seelischen Verfassung gemacht? Hand aufs Herz: wahrscheinlich eher nicht, oder? Vielleicht bist Du auch gerade noch schwanger und liest dieses Buch schon einmal vorab, um Dich auf die Zeit nach der Geburt einzuschwingen. Dann kannst Du Dir jetzt schon überlegen, wie Du Dich in Deiner Rolle als Mutter, aber besonders als Frau mit ihren eigenen Bedürfnissen siehst, die nicht vergessen werden dürfen.

Ich bin Kerstin, Hebamme, siebenfache Mutter und Deine Wegbegleiterin in diesem Buch. Im letzten Vierteljahrhundert habe ich über 4000 Familien und Frauen betreuen und beraten dürfen. Aus Erfahrung kann ich Dir sagen: Nur wenige Frauen machen sich Gedanken zu und über sich selbst. Im Übrigen bin ich auch eine davon gewesen, die sich gerne mehr um das Befinden anderer als um sich selbst gekümmert hat. Im Wochenbett hat mich ein Milchstau nach dem nächsten ereilt und Infekte waren über einen langen Zeitraum meine stetigen Begleiter. Die Wurzel allen Übels begann bei mir eigentlich immer mit der Geburt eines Kindes, was ja schon per se ein enorm kräftezehrender Akt ist, der nicht nur mich, sondern alle anderen Frauen auch sehr viel Energie gekostet hat. Ich habe mich nach der Geburt ständig über meine eigenen Grenzen hinweggesetzt und die Perfektionistin in mir wollte es nicht zugeben, dass ihr eine unaufgeräumte Wohnung, Wäscheberge und gestapeltes Geschirr eigentlich komplett egal sein sollten. Also scheuchte sie mich immer wieder hoch, um »klar Schiff« zu machen, obwohl ich eigentlich viel lieber im Bett geblieben wäre. Diese Einsicht kam mir, trotz eigener Profession als Hebamme, erst nach Kind Nummer fünf. Ich hatte es einfach satt, wollte neben meiner Ruhe auch mein Baby genießen und nicht wieder krank werden. Tatsächlich war dann die Umsetzung gar nicht so schwierig, wie ich vermutete. Das klare Äußern von Wünschen, die mir natürlich nicht von der Stirn abgelesen werden konnten, war ein Lernprozess für mich. Ein Lernprozess, der durch Erfolge belohnt wurde, denn plötzlich wurde gemacht, was ich wollte. Es gab kein »Rumgeschlingere« mehr mit »Na gut, dann mach ich es eben schnell selbst!«. Ein Phänomen, das ich übrigens bei vielen Frauen beobachte. Ich möchte mit diesem Buch einen Beitrag dazu leisten, dass Du ein tieferes Bewusstsein für Dich und Deine Gesundheit bekommst. Dass Du die Geburt Deines Kindes auch als einen Neuanfang eines besonderen Lebensabschnitts begreifst, bei dem Du und Deine Bedürfnisse nicht zu kurz kommen dürfen.

Tatsächlich bin ich gelegentlich überrascht darüber, wie wenig Informationen und Wissen Frauen über die Funktionen ihres Körpers haben; dass Geburt und Wochenbett eine große Unbekannte sind, obwohl doch unser aller Existenz damit beginnt. Wenn ich Bücher aufschlage, die sich mit dem Thema Wochenbett beschäftigen, ist der Anteil, der die Mütter betrifft, verschwindend gering. Natürlich wird rudimentär über geschwollene Brüste, Geburtsverletzungen und den Babyblues geschrieben, aber: »That's all!« Die größte Aufmerksamkeit bekommt in diesen Büchern meist der Säugling. Die Mutter darf sich, wie so oft, als Letzte in der Schlange anstellen.

Szenenwechsel

Die Frau hat frisch entbunden und der erste Besuch steht unangekündigt vor der Tür. Tanten, Onkel, Großmütter und so weiter rennen an der Mutter vorbei und widmen sich mit voller Aufmerksamkeit dem Neugeborenen. Nur selten wird die Mutter beachtet und noch viel seltener werden Fragen an diese direkt gerichtet, wie zum Beispiel: »Wie geht es Dir? Hast Du alles gut überstanden? Möchtest Du reden?« Das Interesse an uns, was in der Schwangerschaft noch sehr hoch war, ist innerhalb kürzester Zeit entschwunden. Unsere Fortpflanzungspflicht haben wir erfüllt und jetzt: »Bums! Aus! War was?« Dafür hat man aber eine hohe Erwartungshaltung an uns, denn wir haben ja wohl zu funktionieren. Und das bitte 24/7. Völlig egal, ob wir gesund oder krank sind.

Liebe Frauen, wir müssen dringend etwas ändern und unsere Gesellschaft ein wenig wachrütteln. Wachrütteln aus dem Dornröschenschlaf, der uns so lieb säuselnd als die »Kümmerinnen der Nation« verkauft. Ein bisschen lauter werden wir Frauen ja schon, aber das ist noch nicht laut genug. Wenn wir nämlich davon ausgehen, dass unsere durchschnittliche Lebenserwartung bei knapp 84 Jahren liegen wird, müssen wir »Zeit für uns« als Investition in unsere Gesundheit sehen, damit wir bis ins hohe Alter gesund bleiben. Aus Erfahrung kann ich Dir sagen, dass Frauen nach der Geburt ihres Kindes ihr Leben noch einmal Revue passieren lassen. Viele Dinge werden hinterfragt, nicht selten besteht der Wunsch nach Veränderung. Wir gehen sie nun an, die Veränderungen: Du bist jetzt die »Königin« und die Scheinwerfer werden in diesem Buch dabei nur auf Dich und Deine Gesundheit gerichtet sein: Deine Bühne – Dein Wochenbett!

Herzlichst
Deine Kerstin

PS
Was mir noch wichtig ist und was Du über dieses Buch wissen solltest: In den vergangenen Jahren meiner Berufstätigkeit habe ich mehr und mehr bemerkt, wie sich meine freiberufliche Arbeit als Hebamme verändert hat. Während ich vor 20 Jahren noch meinen schweren Hebammenkoffer in die hohen Stock-

werke Berliner Altbauwohnungen, ohne Fahrstuhl wohlgemerkt, geschleppt habe, bin ich heute mit sehr viel leichterem Gepäck ausgestattet. Verstärktes Zuhören macht heute den größten Anteil meiner Arbeit aus. Die Probleme, die Sorgen, die Ängste und die Unsicherheiten haben sich verändert – die Geburt eines Kindes ist nach wie vor eine große Unbekannte und es bedarf viel an Unterstützung, insbesondere auf der psychischen Ebene.

Social Media hat meiner Meinung nach eine große Unruhe in das Elternleben gebracht. Viele Experten, die eigentlich keine wirklichen Experten sind, überschütten die Welt mit ihren Erfahrungen und fordern zur Nachahmung auf. Es wird ein riesiger Druck aufgebaut mitzuziehen und alles bestmöglich abzuliefern. Elternschaft ist aber etwas, in das wir hineinwachsen. Wir machen unsere Erfahrungen, biegen dabei auch manchmal falsch ab und müssen unseren Kurs an der nächsten Ecke schon wieder korrigieren. Je mehr Kinder wir bekommen, umso »erfahrener« und gelassener werden wir meistens. Wir werden unser Bestmögliches geben, aber wir werden nie perfekt sein. Das verlangt auch niemand und es ist überhaupt nicht nötig.

Dieses Buch wird auch an der einen oder anderen Stelle nicht perfekt sein, diesen Anspruch habe ich gar nicht. Denn dafür reicht einfach die Seitenzahl nicht aus und außerdem gibt es vertiefende und ergänzende Literatur, die man zurate ziehen kann. Zudem lasse ich immer mal wieder Expertinnen zu Wort kommen, die meine Texte ergänzen, um Dir den größtmöglichen Mehrwert an Informationen zu geben. Stelle Dir einfach vor, ich sitze neben Deinem Bett und erzähle Dir etwas aus meinem Hebammen- und Mutterleben.

Ich sage immer zu meinen Wöchnerinnen: »Ich bringe Dir einen Blumenstrauß an Möglichkeiten mit und Du suchst Dir die Blume aus, die für Dich passt.« So würde ich auch gerne in diesem Buch mit Dir verfahren, völlig undogmatisch. Kuschel Dich ins Sofa, mache es Dir gemütlich und suche Dir Deine Blumen aus.

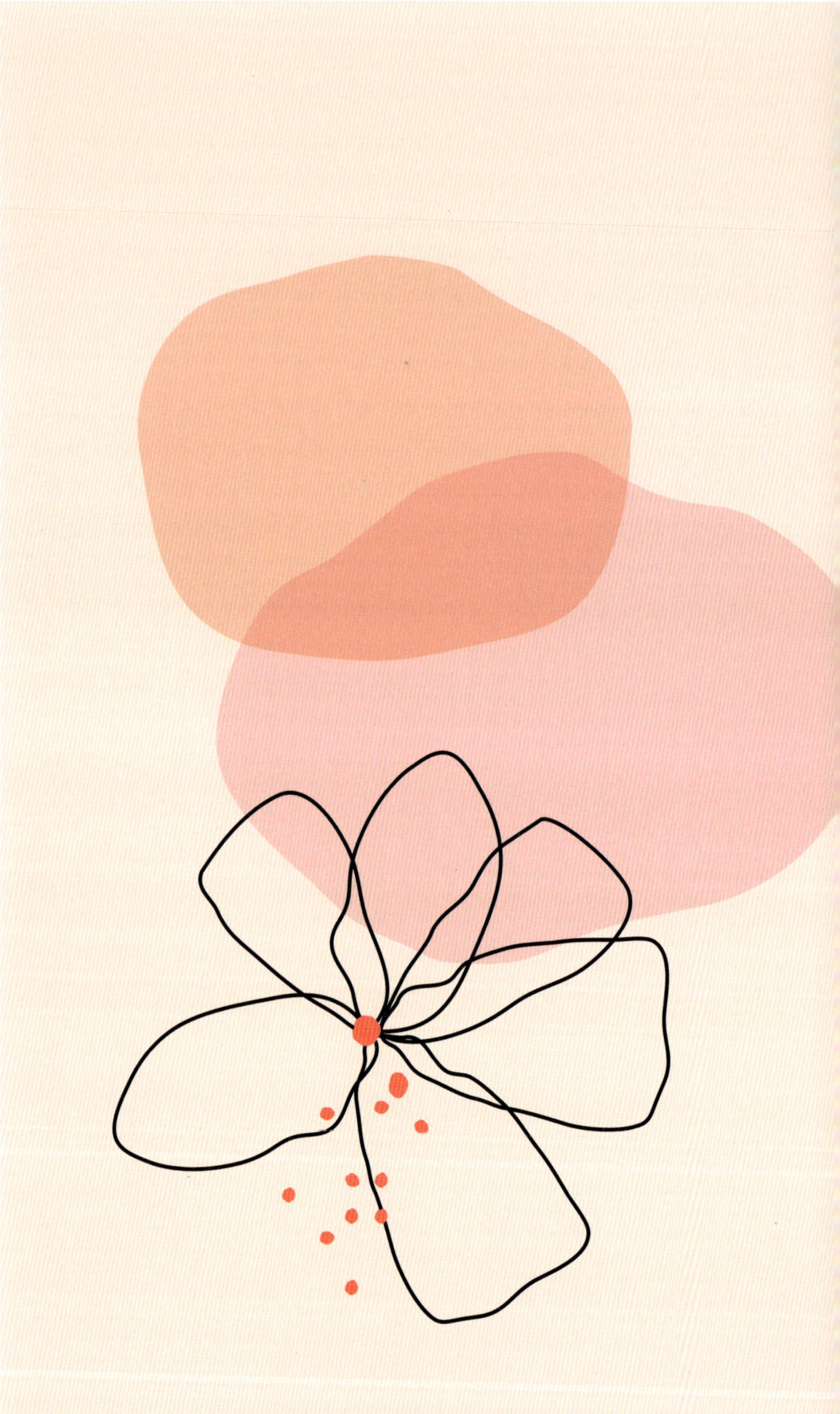

01 KAPITEL

Was machen andere Kulturen anders?

Ein kleiner Exkurs in andere Länder über die Pflege von Frauen nach der Geburt.

Andere Länder – andere Sitten! Während das Wochenbett in unserer Kultur eher vernachlässigt wird, nimmt es in anderen Kulturen eine fast rituelle Stellung ein.

01

Ich erinnere mich noch sehr genau an einen Hausbesuch, den ich bei einer frisch entbundenen Mutter im Wochenbett gemacht hatte. Das Baby war gerade mal drei Tage alt und die Frau öffnete mir tipptopp gekleidet und geschminkt die Tür. Mein Blick wanderte unweigerlich nach unten und ich sah zehn Zentimeter hohe Absatzschuhe an ihren Füßen. Ich musste kurz überlegen, ob ich je ernsthaft in der Lage gewesen wäre, drei Tage nach der Geburt solche Schuhe anzuziehen. Ich schaffte es ja noch nicht einmal, nach den Geburten meiner Kinder aufrecht zu stehen. Ich musste auf allen vieren ins Bad kriechen, um in der Dusche mein kleines Geschäft zu verrichten. Mir war es einfach nicht möglich, mich gerade aufs Klo zu setzen, da ich starke Schmerzen hatte und mich mein Kreislauf ständig im Stich ließ.

Meine Wöchnerin war noch allein, erwartete aber ihren Ehemann mit seinen Kollegen, die sich zu einem Geschäftsessen zu Hause angekündigt hatten. Für mich passten weder Stöckelschuhe noch Geschäftsessen zum dritten Tag im Wochenbett! Der Satz, den mir die Frau verständlicherweise damals völlig enttäuscht und voller Wut entgegenbrachte, ist mir bis heute im Kopf geblieben und war letztendlich auch ein Anstoß, um dieses Buch zu schreiben: »Noch nicht einmal ein richtiges Wochenbett kann ich haben. Immer muss ich funktionieren!«

Zuo yuezi oder Cuarentena – Varianten des Wochenbetts in anderen Kulturen und was sie alle gemeinsam haben

Das Schöne am Beruf der Hebammen ist, dass wir jeden Tag aufs Neue so unglaublich viel erleben und entdecken. Ich durfte in vielen Familien unterschiedlicher Nationalitäten zu Gast sein und immer wieder war es wie eine kleine Reise, die mich an Erfahrungen reicher machte. Ich war demzufolge schon mal in China, Afrika, Australien, Russland, Afghanistan, Syrien, in der Türkei, den Niederlanden ... eigentlich fast überall auf der Welt. Und schon beim Betreten der Wohnung tauche ich ein in andere Gerüche, in das Geklapper von Geschirr und Gebetsketten, von Gesängen und vielen Ritualen, die sich nur um das Wochenbett drehen. Wie herrlich! So viele andere Kulturen verstehen es, dass eine Mutter nach der Geburt ein Schutz verdienender Mensch ist, der gehegt und gepflegt werden muss, damit er wieder zu Kräften kommen kann. Wir haben in unserer westlichen Kultur leider viel an Wissen über die letzten Jahrzehnte verloren, insbesondere, was die Wochenbettkultur angeht. Die Welt dreht sich schneller, die Erwartungen sind einfach groß an eine Frau und Mutter.

Wenn wir Hebammen zur Schonung der Frau ermahnen, werden wir nicht gerade selten von älteren Familienangehörigen mit Sprüchen wie »Unsere Oma musste auch schon fünf Tage nach der Geburt wieder auf den Acker und Kartoffeln ernten« abgewatscht. So etwas würde ich von einer alten, weisen Chinesin nie zu hören bekommen. Ich habe diese Frauen vielfach erlebt. Auffallend war immer ihr eigener guter Gesundheitszustand, obwohl sie schon oft sehr, sehr alt waren. Gut durchblutet, mit kräftigen Haaren und einer drahtigen Figur kamen sie mehrere Wochen vor der Niederkunft der Enkelin oder eigenen Tochter aus Hongkong, Shanghai oder Peking angereist. Im Gepäck waren immer allerlei Gewürze, Salben, zum Teil auch Undefinierbares, was ich lieber gar nicht wissen wollte. Es wurde vorgekocht, eingetuppert, die Schwangere massiert und mit Suppen und Brühen im Vorfeld aufgepäppelt, wohl wissend, dass eine Geburt immer einen Kräfte- und Säfteverlust mit sich bringt, den man durch eine gute Ernährung wieder ausgleichen sollte. Die Vorbereitungen für das Wochenbett »Zuo yuezi«, was auch als »einen Monat sitzen« übersetzt wird, liefen also auf Hochtouren. Die Wochenbettstube wurde eifrig vorbereitet, was größtenteils darin bestand, dass das Zimmer der Wöchnerin ausgeräumt wurde. Alles, was den »Geist« ablenken konnte, wurde mal eben in Umzugskartons gepackt und im Keller geparkt.

Wenn ich dann zum Hausbesuch kam, haute es mich fast um vor Wärme im Wochenbettzimmer. Ein beherzter Griff zum Fenster, um zu lüften, wurde energisch von der Oma unterbunden. Ich schwitzte also beharrlich vor mich hin und hatte Sorge, dass die Frau Fieber entwickelte. Dick eingewickelt in Decken (Mother-Roasting) lag sie im Bett. Heiße Tassen mit allerlei Kräutersud aus Ingwer und Datteln dampften auf dem Nachttisch und eine Brühe nach der nächsten wurde gebracht. Meine Wöchnerinnen, die schon eher westlich geprägt waren, bekamen meist nach einigen Tagen den Budenkoller. Denn 40 Tage sollten sie ihr Zimmer nicht verlassen. Zugluft war definitiv verboten und nasse Haare ebenfalls. Duschen war eigentlich auch untersagt, Besuch erfreulicherweise ebenso. Das Baby wurde häufig abgenommen, damit die Frauen schlafen konnten, und erst an Tag 39 wurde der erste Spaziergang an der frischen Luft auch nur ernsthaft erwogen und für den Folgetag, den 40. Tag, zeremoniell geplant. Die 40! Eine magische Zahl: 40 Wochen Schwangerschaft, 40 Tage Wochenbett, 40 Tage Sintflut ... okay, das geht jetzt zu weit.

Alle für Eine

Der Begriff der Quarantäne ist uns allen ja noch aus jüngster Vergangenheit sehr vertraut. In Südamerika wird das Wochenbett als »Cuarentena« bezeichnet und dauert ebenfalls 40 Tage. In dieser Zeit kümmert sich die Familie um das Kind, damit sich die Mutter ausruhen kann. Besuch ist auch hier nicht gerne gesehen und es wird sehr viel Wert auf die regelmäßige Ernährung gelegt. In vielen Kulturen werden die Bäuche der Wöchnerinnen gewickelt, damit sich das »Becken schließen« kann. Dafür gibt es entweder spezielle traditionelle Kleidung oder auch einfache Bauchbinden, die gewickelt oder mit einem Klettverschluss geschlossen werden.

Was ich als sehr berührend empfunden habe, war diese riesige Gemeinschaft an Frauen, die irgendwie alle mit einem imaginären Band verbunden waren. Schwestern, Großmütter, Tanten, Nichten, Cousinen ..., gerade bei meinen arabischen Frauen ging es zu wie in einem Bienenkorb. Ich selbst bin als Einzelkind groß geworden und fand es faszinierend, wie alle, Hand in Hand, fröhlich schwatzend und teetrinkend, das Fest der Geburt und insbesondere die Mutter im Wochenbett gefeiert haben. Ich konnte mich felsenfest darauf verlassen, dass meine Frauen nie allein waren und immer jemand zur Seite stand, falls Probleme auftraten. Die ältere Generation hatte oft viele Tipps parat, was die eine oder andere Katastrophe verhinderte. Na ja, manchmal waren die Tipps auch nicht so wirklich erstrebenswert. Ich erinnere mich noch an ein Stück Seife im Po eines Neugeborenen, weil eine besorgte Großmutter eine Verstopfung vermutete.

Ich bin bei meinen Hausbesuchen auch oft kulinarisch sehr verwöhnt worden, gelegentlich sogar mit frisch geschlachteten Lämmern, was ebenfalls ein Geburtszeremoniell darstellt. Ich habe die weltbesten Zimtpudding-Rezepte mit auf den Weg bekommen, die ich sofort als Rückbildungsdesserts deklarierte und fest in mein Repertoire an Empfehlungen aufnahm. Diese leckeren, frisch gekochten Gewürzdesserts führen zu bombastischen Rückbildungsergebnissen im Wochenbett. Natürlich findest Du eines davon später in einem weiteren Kapitel wieder und kannst Dich von der Wirkung und dem Geschmack überzeugen.

Ich denke, dass wir uns vieles aus anderen Ländern abgucken können, was die Pflege und die Fürsorge gegenüber einer Mutter angeht. Aber es ist nicht nur das; es sind auch die Wertschätzung und der Respekt, die man jeder Frau gegenüber aufbringen sollte, die ein Kind geboren hat. Denn sie gehören zu den Grundsteinen, die für die langfristige Gesunderhaltung einer Mutter wichtig sein werden.

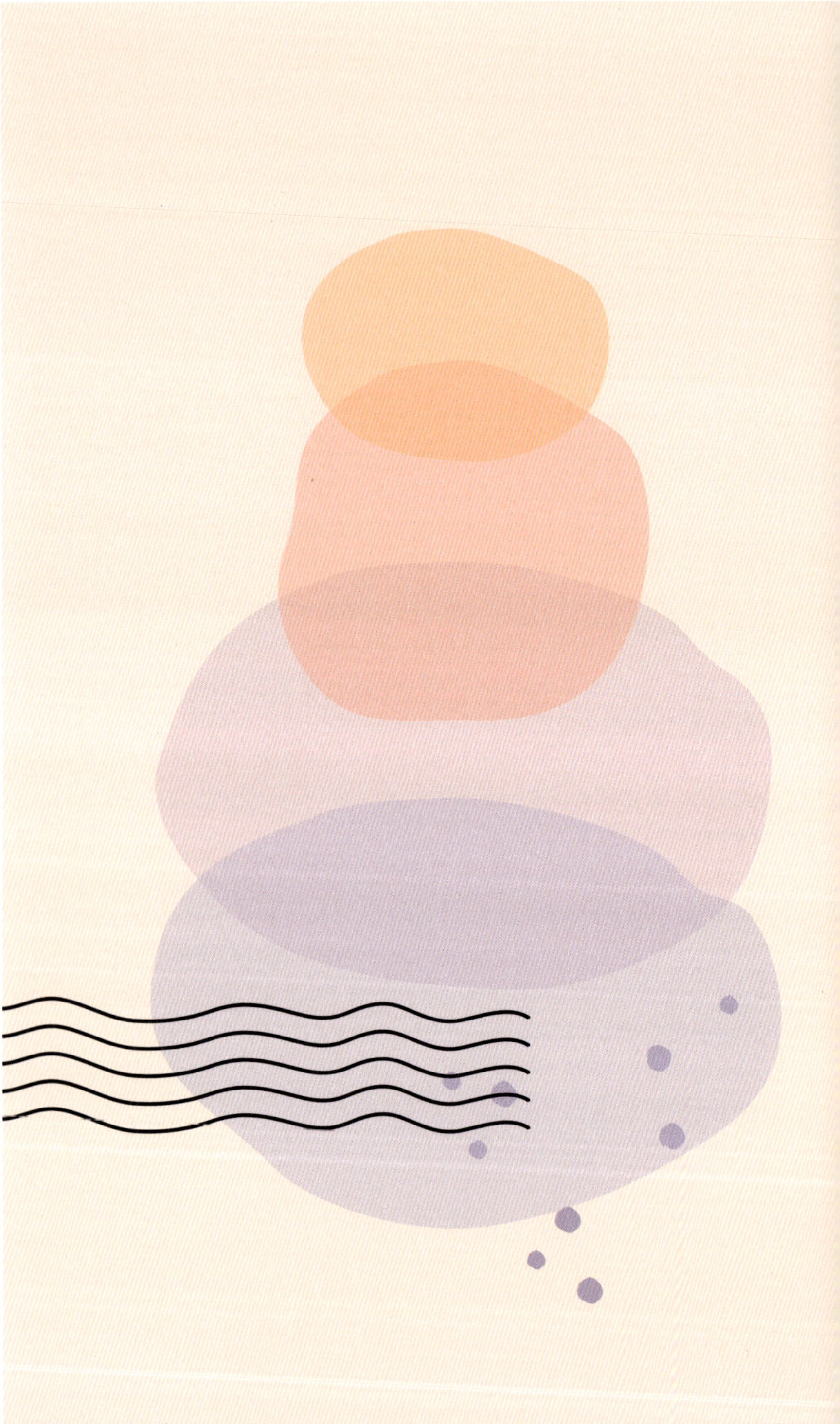

02 KAPITEL

Jetzt geht die Party doch erst richtig los!

Wie können wir uns auf das Wochenbett vorbereiten?

Jede Frau erlebt diese Zeit anders und es gibt tausend wichtige Dinge, die individuell verschieden sein können, aber auch ein paar grundlegende Prinzipien, die es zu befolgen lohnt.

02

Ich vermute, Du hast vor lauter Nestbautrieb schon alles für Dein Baby hergerichtet und dekoriert. Ich weiß, dass das etwas ist, was unglaublich viel Spaß macht, und man vor Verzückung auch mal völlig aus dem Häuschen ist, weil die Söckchen so mini sind, die Babydecke so herrlich flauschig und alles Ton in Ton so schön aufeinander abgestimmt ist. Hier noch eine Wimpelkette, da noch ein Schlummerlicht ... So, und jetzt mal Butter bei die Fische! Was hast Du denn eigentlich für Dich vorbereitet?

Ich vermute mal, Du hast Dir ein paar Binden und Schlüppis aufs Klo und eine wasserdichte Unterlage ins Bett gelegt. Vielleicht hast Du Dein Schlafzimmer noch mit ein paar ollen Nachthemden bestückt, das war es dann auch schon. Stimmt's?

Wir basteln Dir jetzt eine schnuckelige Wochenbettstube und machen es Dir gemütlich. Vielleicht kannst Du Dir im Vorfeld einen netten Menschen aus Deiner Familie oder Deinem Freundeskreis aussuchen, der Dir schon während der Schwangerschaft bei den Vorbereitungen hilft. Besprich mit ihr oder ihm, was Dir wichtig ist und worauf es Dir auch in der ersten Zeit nach der Geburt ankommt. Manchmal ist es hilfreich, wenn die Wünsche und Aufgaben auf Zettel notiert und im Familien- oder Freundeskreis schon vor der Geburt verteilt werden.

Es sind im Prinzip erst mal Haus- und Aufräumarbeiten: Fenster putzen, Staub saugen, olle Taschentücher und Teetassen wegräumen, den Nachttisch entrümpeln, ein kleines Still-Licht installieren, das Bett frisch beziehen, Blümchen drapieren, ein Notizbuch bereitlegen und Platz schaffen für Dinge, die man mal eben schnell braucht. Der ganze andere Schrott wird weggeräumt und dem »Geist« wird Platz gemacht, so wie es bei meinen asiatischen Familien der Brauch ist. Richte Dich so ein, dass Du Dich auf Dein Zimmer freust, in dem Du ein paar Tage verweilen wirst.

Die weltbeste Wochenbettstube dank seit Generationen erprobter Hilfsmittel

In der ersten Zeit ist man für Düfte sehr empfänglich. Besonders dann, wenn die Gefühle Achterbahn fahren. Ich empfehle gerne einen milden Rosenduft, der in der Duftlampe vernebelt oder auch als Hydrolat auf den Puls oder auf das Kopfkissen gesprüht werden darf. Jetzt werden kritische Stimmen natürlich aufschreien und »Oh Gott, und das Baby?« rufen. Wir sprechen von einer geringen Menge für Dich und nicht davon, dass der ganze Säugling eingenebelt werden soll! Auf der nächsten Seite habe ich Dir außerdem eine Liste mit Wochenbetthelfern zusammengestellt, die Du übernehmen und natürlich auch ergänzen kannst.

Eine sehr schöne Geste ist es, wenn auch der Partner oder die Partnerin mit einer Kleinigkeit bedacht wird. Schon im Vorfeld kann eine kleine Karte vorbereitet werden, die auf dem Kopfkissen des anderen drapiert wird und auf der einfach nur steht, dass Dankbarkeit für die gemeinsam durchlebte Geburt und einfach nur das Dasein besteht, oder irgendwas anderes Nettes, das ist natürlich Dir überlassen. Solche kleinen Liebesbeweise können ein Einstieg in ein Gespräch sein, um die Geburt noch einmal Revue passieren zu lassen. Mütter, die alleinerziehend sind, sollten in den ersten Tagen liebe Menschen engagieren, die auch in der Nacht bei ihnen bleiben und sie unterstützen können.

»HOTSPOT-Körbchen«

Ich empfehle Dir, dass Du noch ein bis zwei (je nach Größe der Wohnung oder des Hauses) »HOTSPOT-Körbchen« vorbereitest. Immer wieder fällt einem nämlich etwas ein, was noch gebraucht wird, wenn sich außerhalb des

UNVERZICHTBARE HELFER IM WOCHENBETT:

Stilleinlagen. Experimentiere Dich gerne mal durch bestimmte Sorten und Qualitäten von Einweg bis Wolle/Seide. Du wirst schon das richtige Material finden, das Dir angenehm ist.

Wochenbetteinlagen. Eine große Packung Flockenwindeln ist für den Anfang ausreichend, alternativ die **Stoffbinde** (S. 172).

Normale Binden oder auch **Periodenunterwäsche** für eine schwächere Blutung.

Netzunterhosen oder große **Oma-Schlüppis.**

Messbecher mit Ausgießtülle oder eine **Kindergießkanne.** Ich erkläre ich Dir später noch, wozu das gebraucht wird.

Wechselwäsche und ein großes **Frottee-Strandhandtuch.** Du wirst wahrscheinlich wahnsinnig viel schwitzen. Ein Frotteehandtuch ist dann superangenehm als Unterlage im Bett.

Zwei bis drei bequeme (durch eine Fachkraft angepasste) **Still-BHs** oder **Bustiers** (bitte keine Bügel-BHs).

Brustwarzenpflege.

Wasserdichte Betteinlage.

Nüsse für die Nachttischschublade bei kleinen Hungeranfällen.

Warme Socken, Wärmflasche, gemütliche und **stützende Kissen;** dazu noch ein gut gefülltes **Stillkissen** und ein großer Haufen **Spucktücher (circa 20 Stück),** ein Stuhl für die Hebamme (die hoffentlich vorhanden ist), die Oma ... und einfach für Krempel, den man schnell mal ablegen muss; eine **Wasserkaraffe, eine Kerze ...** der Fantasie sind keine Grenzen gesetzt.

Sehr wichtig! Ein Schild für unangemeldete Besucher, das Du von außen an die Schlafzimmertür hängen kannst. Textbeispiel: »Danke für Deinen Besuch, ich stille jetzt und möchte danach schlafen. Bitte habe Verständnis dafür. Ich melde mich.«

Zimmers aufgehalten und vielleicht gerade im Wohnzimmer auf der Couch Platz genommen wird. Dort könnten Spucktücher, Stilleinlagen, vielleicht eine Brustwarzen-Creme und auch eine Flasche Wasser aufbewahrt werden. Zu einer Apothekenliste komme ich später in Kapitel 6, dort findest Du eine Aufzählung mit Arzneimitteln und pflanzlichen Präparaten, die Du vielleicht gut gebrauchen kannst.

Wenn das Wochenbett ausfällt

Leider ist es so, dass das Leben manchmal ein unkalkulierbares Spielchen mit uns betreibt und Dinge passieren, die wir uns so weder gewünscht noch im Vorfeld bedacht haben. Ich spreche hier die Mütter an, die kein Wochenbett haben können oder auch keins haben möchten. Immer mal wieder kommt es vor, dass ein Baby nach der Geburt eine intensivmedizinische Betreuung benötigt. Das, was wir jeder Mutter wünschen, nämlich das Begrüßen und Bestaunen des eigenen Kindes nach der Geburt, ist oft in diesem Fall nicht möglich. Diese Mütter werden relativ schnell nach der Geburt auf den nackten Boden der Tatsachen befördert. Es wird erwartet und es ist gewünscht, dass sich die Mütter so schnell es geht auf den Weg in die jeweilige Kinderstation machen, um sich um das Baby zu kümmern.

Als Hebamme macht mich das manchmal wütend, weil mich diese Gleichgültigkeit in einem Klinikalltag stört, der einen einigermaßen angenehmen Transport der Mutter zu ihrem Kind leider nicht gewährleistet. Es fehlt an Personal, das eine Mutter begleiten könnte, es fehlt oft an Rollstühlen und bequemen Sitzmöglichkeiten für die Mütter auf der Kinderstation. Nach drei Tagen wird die Mutter entlassen und wird jeden Tag mehrfach das Baby in der Klinik besuchen müssen. Es ist ein unglaublicher Stress und es ist nur schwer mit anzusehen, wie Frauen in solchen Situationen einfach funktionieren. Ich habe diese starken Mütter mehrfach betreut. Alle waren tapfer, haben durchgehalten, haben sich mit Sätzen über Wasser gehalten wie »Hauptsache, meinem

Kind geht es bald wieder gut. Ich kann zurückstecken, ich bin jetzt egal!«. Die Situation in der Klinik hat sie alle nahtlos ins »normale« Leben geworfen, als die Babys entlassen wurden. Der Alltag hatte sie wieder – ohne Pause. Solltest Du zu einer dieser Frauen gehören, möchte ich Dir an dieser Stelle Mut machen, nein, eigentlich sogar dazu auffordern, dass Du Dir ein verspätetes Wochenbett mit Ruhe und Zeit zur Verarbeitung einforderst. Auch Dein Körper braucht Ruhe zur Regeneration und Du wirst einiges nachholen wollen, was in der Klinik nicht an Bonding mit dem Kind erfolgen konnte. Lass Dich bitte in diesem Fall unterstützen und wende Dich an eine Hebamme, eine Stillberaterin, eine Wochenbettpflegerin oder eine Doula. Sollte die Geburt Deines Kindes eine traumatische Erfahrung für Dich gewesen sein, bekommst Du in Kapitel 11 noch weitere Unterstützung von mir genannt.

Karriere oder Wochenbett?

Ein ganz anderer Fall ist es, wenn sich Frauen aus beruflichen Gründen gegen ein Wochenbett entscheiden. Auch das habe ich schon mehrfach erlebt und möchte es auch überhaupt nicht bewerten, denn das steht mir als betreuende Person in diesem Kontext nicht zu. Es waren meistens Frauen, die tatsächlich nach der Geburt bei bester Kraft und Gesundheit waren.

Ein Beispiel ist mir noch sehr präsent. Ich erinnere mich an das schlechte Gewissen, was eine meiner Wöchnerinnen plagte, weil sie mich quasi um Erlaubnis bat, drei Wochen nach der Geburt ihres Babys schon wieder in ihren Job einsteigen zu können. Sie sagte mir, dass das die Chance ihres Lebens sei, um endlich ganz oben anzukommen. Ich erwiderte: »Mach es, Du schaffst das. Wir organisieren jetzt alles für Dich, damit Du abpumpen kannst und Du zwischendurch noch Dein Baby stillen kannst.« Sie war in der glücklichen Lage, dass ihr Mann sich für ein Jahr um die beiden Kinder kümmern konnte. Als wir uns nach drei Jahren wiedertrafen, hatte sie Tränen in den Augen, als sie mir sagte, dass es damals eine große Unterstützung gewesen sei, dass ich ihr kein schlechtes Gewissen gemacht hatte, als sie sich gegen das Wochenbett entschied. Sie war angekommen, hatte eine Bilderbuchkarriere hingelegt und ist heute eine der besten Drehbuchautorinnen Deutschlands.

Im Innersten meines Herzens bin ich natürlich sehr dafür, dass wir als Mütter, die geboren haben, das Wochenbett auch einhalten und genießen dürfen. Die Gründe, die dafürsprechen, findest Du in diesem Buch. Aber es gibt Ausnahmen und diese muss jede für sich selbst definieren und danach entscheiden. Das ist auch gut so. Denn nur Du kannst für Dich den richtigen Weg finden.

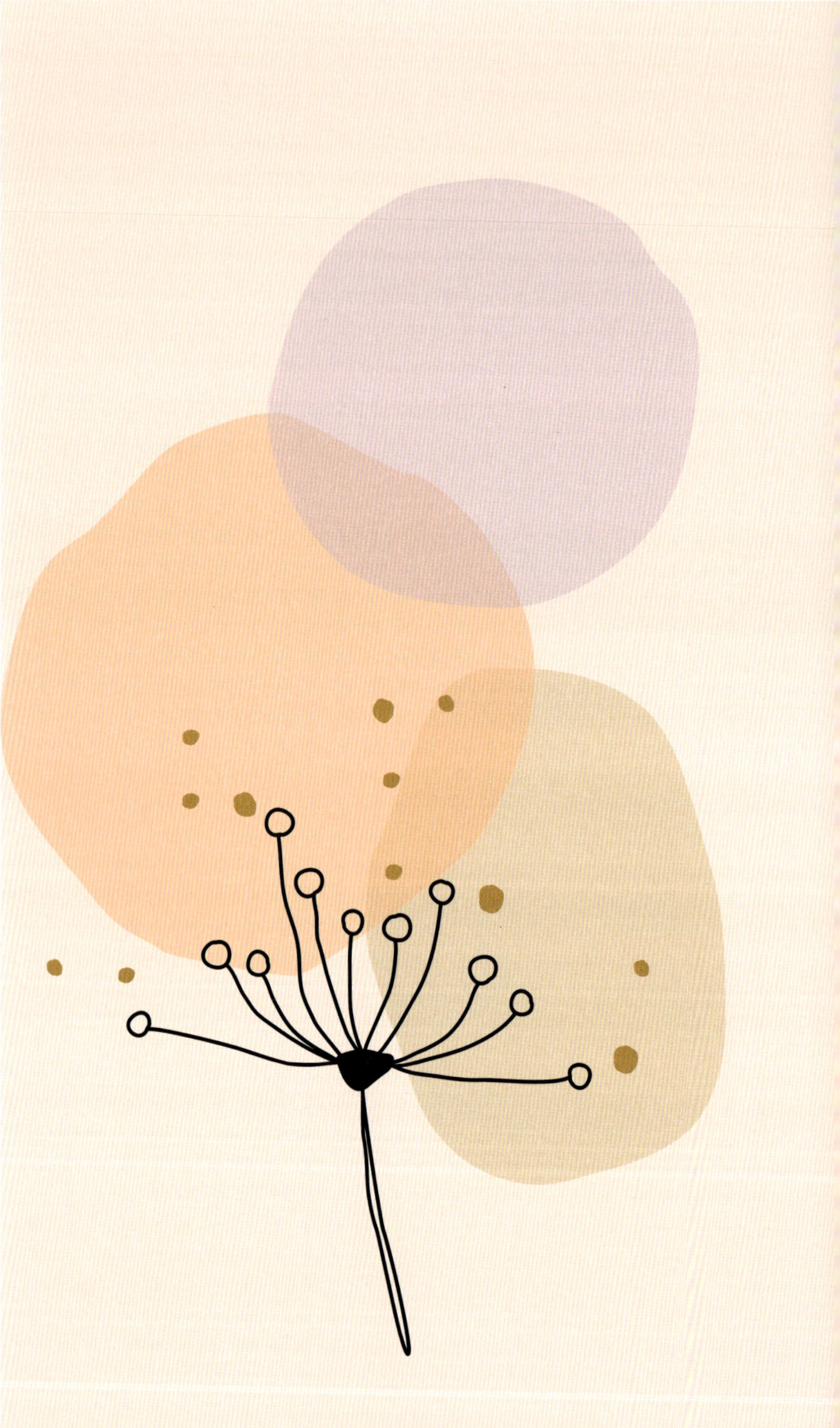

03 KAPITEL

Fachfrauen rund um Schwangerschaft, Geburt und die Zeit danach

Die Rolle der Hebamme und Ärztin im Bereich Frauengesundheit.

Frauen sind aus der Kranken- und Geburtspflege nicht wegzudenken, im Gegenteil, sie sind ihre wichtigste Säule und kämpfen seit Langem für eine geschlechtsspezifische Medizin.

03

Ich möchte mit Dir einen kleinen Exkurs in Medizingeschichte machen, denn so wird deutlich, dass das, wofür sich viele Frauen, insbesondere Ärztinnen und Hebammen, heute engagieren, nämlich eine geschlechterspezifische Medizin zu praktizieren, ein schon seit über 200 Jahren bekanntes Thema ist. Es sind besonders Ärztinnen und Hebammen, die berechtigterweise sagen, dass sie durch die Zugehörigkeit zum selben Geschlecht auch die Frauenheilkunde am besten verstehen und vorantreiben können.

Frauen haben in der medizinischen Versorgung von Menschen schon immer einen Großteil an pflegerischen Aufgaben übernommen und besaßen dadurch meist einen sehr großen Überblick und ein fundiertes Wissen in der Behandlung von Krankheiten. Trotz ihres Wissens wurde ihnen das Studium bis 1899 verwehrt, und auch nach der Möglichkeit zur Immatrikulation konnten sie das Studium nur eingeschränkt wahrnehmen, denn sie wurden kategorisch von vielen Dingen ausgeschlossen. Vorlesungen durften sie nur hinter Vorhängen verfolgen, an praktischen Übungen durften sie gar nicht teilnehmen. Viel Wissen erlangten sie im Selbststudium oder über ihre eigenen Väter, die meist selbst als Ärzte praktizierten und ihre Töchter in ihrem Berufswunsch unterstützen wollten.

Berühmte Frauen in der Medizin, die mir aufgefallen sind und die Du kennen solltest

Besonders aufgefallen ist mir eine Frau, die von 1771 bis 1849 lebte und als erste deutsche Frau überhaupt die Ehrendoktorwürde erhielt. Die Hebamme Josepha von Siebold hatte nicht nur durch ihren familiären Support genügend theoretisches Wissen angesammelt, sondern durch ihre Hebammentätigkeit so viel an Praxiserfahrungen erlangt, dass sie 1807 eine sehr strenge Staatsprüfung zur Ärztin absolvieren konnte. Ihr Ziel war es, die Sterblichkeitsrate von Mutter und Kind unter der Geburt zu senken, und so setzte sie sich dafür ein, dass Schwangere unter der Geburt nur von Frauen betreut und behandelt werden sollten. Ihre Tochter Charlotte Heidenreich von Siebold (1788–1859) war die erste Frauenärztin Deutschlands. Josepha schrieb zu dieser Zeit ein Buch, das aktueller nicht sein könnte: *Die Frauen und ihre Krankheiten*. Schon damals stellte sie fest, dass es einen großen Unterschied in der Funktion und in der Behandlungsweise vom männlichen zum weiblichen Körper gab, was auf die Notwendigkeit zumindest einer geschlechterspezifischen Anwendung medizinischer Erkenntnisse hinwies.

Immer wieder gab es in der Geschichte Frauen, die auf diesen Umstand aufmerksam machten. Auch die Ärztin Rahel Hirsch (1870–1953) war sehr engagiert, was die geschlechterspezifische Medizin anbelangte. Sie setzte sich besonders für den Frauensport ein, da sie diesen als eine wichtige Säule zur Gesunderhaltung einer Frau und Mutter erkannte.

Und noch eine dritte Frau möchte ich Dir vorstellen, es handelt sich um Franziska Tiburtius (1843–1927), die sich für eine Gleichstellung der Geschlechter im Beruf starkmachte. Sie wurde viele Jahre in ihrer Rolle als Ärztin von männlichen Kollegen öffentlich angefeindet, sodass sie, vielleicht aus lauter Trotz, 1908 die »Chirurgische Klinik weiblicher Ärzte« in Berlin gründete.

Auch heute noch sind wir in der traurigen Situation, dass Anfeindungen durch Männer in der eigenen Berufsgruppe durchaus sehr häufig sind. Dennoch muss man ganz klar feststellen: Medizin ist wirklich in weiblicher Hand! Denn knapp mehr als die Hälfte der Ärzteschaft sind Frauen. Auf diesen Frauen, Ärztinnen, und auf Hebammen und Krankenschwestern lag während der Coronapandemie eine enorme Last. Ohne ihr Engagement und ihren Einsatz wäre die Pandemie zu einer noch größeren Katastrophe geworden.

Ohne Frau geht nichts

Frauen sind die Stützen unserer Gesellschaft, insbesondere unserer medizinischen Versorgung. Über 80 Prozent des Pflegepersonals ist weiblich. Ein Großteil der Frauen, die in medizinischen Berufen arbeiten, sind durch ihre eigene Mutterschaft einer enormen Doppelt- und Dreifachbelastung ausgesetzt. Auch sie müssten sich eigentlich auch um ihre eigene Gesundheit kümmern, was sie oft aus Zeitgründen nicht schaffen. Ein Burn-out ist fast vorprogrammiert, wenn nicht rechtzeitig die Notbremse gezogen wird. Daher sind umsichtige Maßnahmen, die für die Gesunderhaltung des medizinischen Personals ergriffen werden, einfach unerlässlich. Dennoch: Die Frauen kämpfen unermüdlich weiter. Sie kämpfen für mehr Anerkennung und berechtigterweise für eine gleiche Bezahlung.

Die Ausbildung der Hebamme wurde mittlerweile durch den Studiengang der Hebammenwissenschaften abgelöst. Man erhofft sich dadurch nicht nur einen besseren Zugang zur Wissenschaft, sondern auch eine Begegnung auf Augenhöhe mit Ärzten, denn auch wir sind eine Berufsgruppe, die kämpfen muss. Nicht selten werden wir mit Sprüchen verlacht: »Jaja, die sind doch nur dafür da, um homöopathische Kügelchen unters Volk zu bringen!« Nur mal so als kleiner Sidekick: Die UNESCO hat 2023 das Hebammenwesen in das Verzeichnis des Immateriellen Kulturerbes aufgenommen! Es wird darauf hingewiesen, dass Hebammen zu einer der ältesten Berufsgruppen der Menschheit zählen, die es zu schützen gilt, da die Gesundheit von Frauen seit Jahrhunderten davon profitiert.

Hebammen betreuen weltweit Frauen während der Zeit der Schwangerschaft, unter der Geburt, im Wochenbett und in der Stillzeit. Ich persönlich bezeichne uns als Wegbegleiterinnen. Unsere Expertise erlangen wir durch eine Ausbildung beziehungsweise ein Studium und durch viele Praxiseinsätze. Auch traditionelles Wissen wird so weitervermittelt.

Ich erinnere mich noch an meine Ausbildung, die reichlich bestückt war mit Externaten bei freiberuflich tätigen Hebammen. Ich habe von Fachfrauen gelernt und dieses Wissen auch später an meine eigenen Externatsschülerinnen weitervermittelt. So kann Wissen von Generation zu Generation weitergegeben und mit den neuesten Erkenntnissen der Wissenschaft ergänzt werden. Hebammen leisten somit nicht nur einen wichtigen Beitrag zur Gesunderhaltung von Frauen, sondern auch einen großen Beitrag für eine menschenwürdige Geburtshilfe. Es ist nämlich nicht egal, wie wir gebären. Denn diesen Tag werden wir in unserem Frauenleben nie vergessen.

Vertreterinnen von acht Staaten haben über Jahre hinweg an der Nominierung und der Aufnahme des Hebammenwesens in die Liste des Immateriellen Kulturerbes der UNESCO gearbeitet, um dieses Wissen zu schützen. Ich bin wirklich stolz darauf, dass unser Beruf, der nicht immer nur schön ist, sondern auch mit viel Menschenleid und persönlichen Abstrichen gefüllt ist, so wertschätzend gewürdigt wird.

Viele von uns Frauen in medizinischen Heil- und Pflegeberufen machen sich für eine medizinische Revolution stark, die auf eine Gendermedizin abzielt, mit der Frauen durch eine bessere Versorgung, eine schnellere Diagnose und eine gezielte, ihrem Geschlecht entsprechende Therapie besser geholfen werden kann. Denn nichts ist doch eigentlich trauriger als eine durch eine Studie belegte Aussage wie »Die Überlebenschance einer Frau ist dann am höchsten, wenn sie von einer Frau behandelt wird«. Der Klassiker ist der Herzinfarkt, der oft nicht so schnell erkannt wird, da die Anzeichen andere sind als bei einem Mann. Sind es bei Männern Symptome wie Brustenge, Atemnot und in die Arme ausstrahlende Schmerzen, sind es bei Frauen eher Oberbauchschmerzen, Übelkeit, Erbrechen und Schwäche. Als Gründe für die besseren Überlebenschancen der Frau wird ein größeres Maß an Empathie und mehr Zeit im Umgang mit der Patientin angegeben. Ebenfalls kümmern sich Ärztinnen häufig auch mehr um Themen wie Prävention, Nachsorge und die intensive Auseinandersetzung mit der Anamnese der Patientinnen.

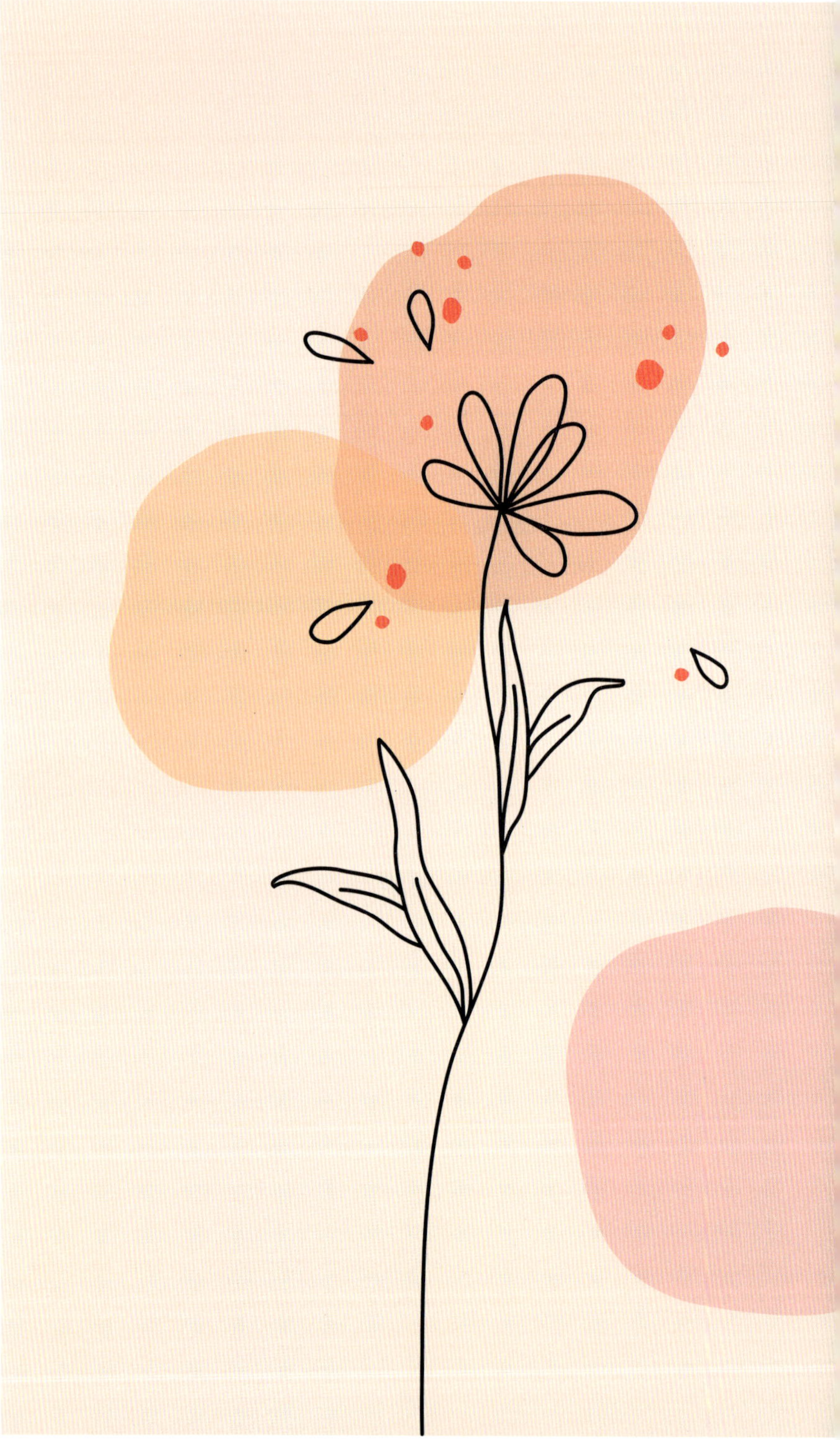

04 KAPITEL

»Zauber-haft und weichgespült« versus »Realität«

Oder auch: Warum die Brust einfach keinen Stress mag!

Das Wochenbett kann eine entspannte Zeit des Ankommens bedeuten. Die Realität sieht aber meist anders aus, was man unbedingt wissen sollte.

04

Als zauberhaft und weichgespült bekommen wir das Wochenbett sehr gerne per Printmedien übermittelt, die eine glücklich stillende Mutter mit properem Baby ablichten, die milde lächelnd in die Kamera guckt. Erfreulicherweise, und da finde ich Instagram tatsächlich auch mal gut, gibt es Accounts wie @echtemamas, die völlig ungeschönt Bilder zeigen, die schon eher der Realität entsprechen: Mütter in Netzhosen, die eine Blutspur hinter sich herziehen und auch mal verzweifelt weinen. Das ist nämlich das, was zumindest den Zustand direkt nach der Geburt und in den ersten nachfolgenden Tagen am ehesten widerspiegelt. Natürlich kann es auch anders sein, bitte habe keine Angst.

Grundsätzlich ist das Wochenbett eine wunderschöne Zeit. Es ist der Beginn eines neuen Lebens.

Ein kleiner Mensch, der in Dir wachsen konnte und den Du nun ernährst. Ein kleiner Mensch, der mit Freude und Spannung erwartet wurde, an dem man sich nicht sattsehen kann und dem man mit viel Liebe begegnet. Ich möchte nur ehrlich zu Dir sein und Dir keine schwulstigen Märchen erzählen, denn nicht immer wohnt allem Anfang ein Zauber inne. Oft ist es besser, vorher mit der Wahrheit rauszurücken, um dann davon überrascht zu werden, wenn alles doch ganz anders und völlig unproblematisch verläuft. Diese Erfahrung wünsche ich Dir zumindest von ganzem Herzen. Ich erinnere mich noch an einen Vater, der mich – ohne Witz! – bei einem Hausbesuch wenige Tage nach der Geburt danach fragte, wann denn seine Frau endlich wieder auf »Betriebstemperatur« sei. Nachdem ich ausreichend nach Luft gerungen hatte, befand ich es für wichtig, ihn noch mal über die Inhalte und Wichtigkeit des Wochenbetts aufzuklären, die er leider im Vorbereitungskurs, durch Nichtanwesenheit glänzend, verpasst hatte. Der Begriff »Wochenbett« ist ja schon per se ein wenig unsexy und tatsächlich wissen nicht viele Menschen viel darüber.

Wochenbett-Wahrheiten

Das Wochenbett beginnt mit dem Ende der Geburt mit der vollständigen Ablösung der Plazenta. Die ersten zehn Tage nach der Geburt werden als frühes Wochenbett deklariert, ab Tag elf spricht man vom späten Wochenbett. Die gesamte Dauer beläuft sich auf sechs bis acht Wochen. Gerade das Frühwochenbett halte ich für besonders störanfällig, da sich jeglicher Stress, zum Beispiel durch Besuch und Streit, massiv auf die beginnende Still- und Bonding-Phase auswirken kann. Die Mutter ist hier besonders schutzbedürftig und es bedarf einer möglichst vertrauten Person, die ihr das Management und Handling von Alltagsthemen wie Telefonanrufe, Ämtergänge, Besuche etc. abnimmt.

Säuglinge, die permanent durch verschiedene Hände gereicht und daran gehindert werden, zur gewünschten und gebrauchten Zeit an der Brust der Mutter trinken zu können, sind nicht nur sehr unglücklich, sondern es kann so der Beginn einer sehr anstrengenden Stillbeziehung provoziert werden, die mit Milchstaus und Brustentzündungen durchsetzt sein kann. Das Bonding, die Kontaktaufnahme von der Mutter zum Kind und umgekehrt, und das gegenseitige Kennenlernen werden massiv gestört. Es ergibt also Sinn, auch an dieser Stelle darüber nachzudenken, wie Stress im Wochenbett möglichst ausgeklammert werden kann.

Kleines Still-ABC

Zunächst möchte ich Dir aber einen kleinen Überblick darüber verschaffen, wie das Stillen funktioniert und wieso überhaupt Milch aus der Brust kommt.

Du hast sicherlich schon in der Schwangerschaft bemerkt, dass sich Deine Brust verändert hat. In der Regel hat sie an Körbchengröße zugenommen und fühlt sich irgendwie knubbelig an. Du hast vielleicht beim Tasten das Gefühl, lauter kleine Weintrauben in der Brust zu haben, die überall verteilt sind. Dieser Tastbefund ist schon ganz stimmig, denn in diesen kleinen Weintrauben (Alveolen) wird Deine Milch produziert und gespeichert. Maßgeblich daran beteiligt sind die Stillhormone Prolaktin und Oxytocin (dazu später noch mehr). Das Prolaktin ist dabei für die Produktion der Milch verantwortlich, das Oxytocin dafür, dass die Milch aus den Alveolen in die Milchgänge nach draußen befördert wird. Die Milchgänge kannst Du Dir wie Strohhalme vorstellen, aus denen Dein Baby sich die Milch über das Andocken an der Brustwarze heraussaugt. Vielleicht hast Du bemerkt, dass Deine Brustwarze plötzlich dunkler pigmentiert ist. Für das Baby ist das ein eindeutiges Signal: Hier ist der Hubschrauberlandeplatz, hier muss ich hin, hier ist es nämlich dunkelrot. Die Montgomery-Drüsen, die an Deinem Brustwarzenvorhof zu sehen sind und wie kleine Pickelchen hervorstehen, geben Deinen unverwechselbaren »Ich bin Deine Mama-Geruch« ab. Zudem sondern diese Drüsen eine fettende Substanz ab, die die Brustwarzen pflegen und elastisch halten.

Was tun bei Brustschmerzen?

Wirst Du als Mutter nun einer auch noch so kleinen Stresssituation ausgesetzt, kann es sein, dass das Prolaktin zwar milchbildend weiterarbeitet, aber das Oxytocin keine Lust auf den ganzen Stress hat und ein Abfließen der Milch aus den Alveolen verhindert. Was passiert? Der Milchstau ist quasi vorprogrammiert und macht sich in Form von Kopfschmerzen, Brustschmerzen, einer Verhärtung und einer Rötung der Brust bemerkbar. In diesem Fall kontaktierst Du bitte Deine Hebamme und machst es Dir schon mal im Bett gemütlich, denn Du brauchst das, was RUHE heißt. Du kannst den Milchabfluss der gestauten Brust fördern, indem Du einen warmen Wickel auf die Brust legst, nachdem Du sie sanft mit der Hand gelockert hast. Manchmal hilft es auch, wenn der Busen einfach leicht geschüttelt wird, sofern das von den Schmerzen her toleriert wird. Plötzlich fängt die Milch zu fließen an, und mit der Hand kann gut die harte Stelle ausgestrichen werden. Danach legst Du Dein Baby so an, dass möglichst das Kinn vom Kind auf der verhärteten Stelle liegt. Im Unterkiefer haben die Babys sehr viel Kraft und schaffen es daher sehr gut, die gestaute Stelle nur durch die Muskelkraft des Kiefers beim Trinken zu lösen. Vielleicht tut Dir auch eine kühlende Auflage nach dem Stillen gut.

Probiere verschiedene kühlende Wickel aus:

Option 1

Du bereitest eine Schüssel mit kühlem Wasser vor, tauchst eine Mullwindel hinein, wringst sie aus und faltest sie als schmalen Streifen zusammen. Lege den Wickel auf Deine Brust auf und erneuere ihn immer dann, wenn er sich warm anfühlt. Das geht relativ schnell, sodass Du erst mal genug mit der Erneuerung der Wickel zu tun haben wirst.

Option 2

Du fügst der Menge an Wasser einen gleichen Anteil an »Retterspitz Äußerlich«-Lösung zu, die in der Apotheke erhältlich ist. Retterspitz ist ein altes Hausmittel, das aus Heilkräuterauszügen besteht und hervorragend bei schmerzhaften Schwellungen und Entzündungen, wie zum Beispiel einem Milchstau oder einer Brustentzündung, hilft. Ich empfehle Dir diesen Wickel auch, wenn Du ein sehr starkes Spannungsgefühl in den Brüsten verspüren solltest, was um den dritten Tag nach der Geburt auftreten kann. Vielleicht kommt Dir der Begriff »Milcheinschuss« bekannt vor. Hierbei kommt es zu einer Schwellung im Bindegewebe der Brust, was sehr unangenehm ist. Ich hatte dabei immer das Gefühl, mein Busen ist kurz vor der Explosion, was durch ein inneres Hitzegefühl noch verstärkt wurde. Du kannst diesen Wickel zwei bis drei Stunden im BH liegen lassen, bevor Du ihn erneuerst. Um einen Nässeschutz nach außen zu haben und zu verhindern, dass Du frierst, deckst Du Deinen Wickel am besten noch mit einem

Handtuch ab. Ich bin mir sicher, dass Dir dieser Wickel guttun wird und Du Dich besser fühlen wirst.

Option 3

Der klassische Quarkwickel, der auch immer ein wenig eine kleine Ferkelei bedeutet, da sich überall im Bett und auf der Haut Quarkstückchen verteilen werden. Hierzu nimmst Du wieder eine Mullwindel, die Du messerrückendick mit Quark bestreichst. Der Quark kann dazu zimmerwarm sein. Die Mullwindel wird gefaltet und um die Brust gelegt. Sie kann dort eine längere Zeit liegen bleiben und wird immer dann erneuert, wenn sie sich trocken und sehr warm anfühlt. Das im Quark enthaltene Kasein wirkt beruhigend und entzieht dem Körper quasi seine Entzündung und Schwellung. Manche Frauen mögen allerdings den leicht säuerlichen Geruch auf der Haut nicht.

Option 4

Der Kohlwickel ist eine weitere Variante, auf die manche Hebammen schwören. Dazu benötigst Du die Blätter des Weißkohls. Die harten Strünke werden herausgeschnitten, da sich diese auf der Haut eher unangenehm anfühlen. Damit sich die heilenden Wirkstoffe aus dem Kohlblatt lösen und frei werden, legst Du ein Stück Frischhaltefolie auf das Kohlblatt und rollst mehrfach mit einem Nudelholz darüber. Du kannst nun mehrere Kohlblätter in einen sauberen Frühstücksbeutel tun und im Kühlschrank aufbewahren. Bei Bedarf nimmst Du Dir mehrere Blätter aus dem gekühlten Beutel und legst sie Dir in den BH rundherum um Deine Brust oder um die betroffene verhärtete und/oder gerötete Stelle.

Meine Lieblingsoption ist Option Nummer 2. Der Geruch der Retterspitz-Lösung ist extrem angenehm und nicht so aufdringlich wie die Kohl-Variante, bei der man sich immer ein wenig an einen Kaninchenstall erinnert fühlt. Außerdem empfinde ich den Heilungseffekt beim Retterspitz als am allerbesten.

Was noch gegen Schmerzen hilft

Sehr gerne kombiniere ich den Retterspitz mit der Bellis-perennis- oder Gänseblümchen-Salbe. Die Salbe kann auf ein Stofftaschentuch aufgetragen und auf die betroffene verhärtete Stelle der Brust gelegt werden, nachdem die kühlenden Wickel entfernt wurden. Die Auflage kann für mehrere Stunden im BH getragen werden. Schon nach ein paar Stunden kann oft eine Lockerung des Gewebes ertastet werden. Gerade im Frühstadium lösen sich die gestauten Stellen schnell auf, wenn sehr rasch reagiert und die Verhärtung manuell gelöst wird. Solltest Du starke Schmerzen haben, darfst Du zu jeder Zeit Ibuprofen einnehmen, bis zu 1600 Milligramm pro Tag sind erlaubt. In dieser Dosierung geht der Wirkstoff nicht in die Muttermilch. Du findest diesen Hinweis auch noch einmal an anderer Stelle wieder.

Stillstart-Stolperstein – wunde Brustwarzen

Wunde Brustwarzen sind auch so ein leidiges Thema. Sie können einem die Lust am Stillen manchmal nehmen und lassen einen schon schmerzlich zusammenzucken, wenn man nur die Schmatz- und Suchgeräusche des Babys hört. In der Regel manifestieren sich solche Beschwerden durch eine falsche Anlegetechnik und/oder haben auch schon einmal anatomische Gründe beim Kind. Daher lässt Du Dir am besten von der Hebamme oder Stillberaterin zeigen, wie Dein Baby richtig an der Brust angelegt wird. Praktisch ist die Verwendung eines Stillkissens, um Dein Baby so in Bauch-an-Bauch-Lage zu platzieren, dass es perfekt an die Brust angelegt werden kann. Wunde Brustwarzen können auch durch ein verkürztes Zungenbändchen des Kindes entstehen. Wenn Du mal in Deinen Mund schaust, siehst Du unter der Zunge eine senkrecht verlaufende Membran; um diese geht es hier. Durch die Verkürzung schafft es Dein Baby nicht, die komplette Brustwarze zu umschließen und ein Vakuum zu bilden, da das Zungenbändchen die Zunge wie ein Gummiband zurückzieht. Auch andere anatomische Gründe, wie ein fliehendes (zurückgesetztes) Kinn, können ein richtiges Umschließen verhindern und damit Entzündungen provozieren. In diesem Fall benötigen Du und Dein Baby bestenfalls eine Physiotherapeutin oder Osteopathin, die Dir eine Massagetechnik zeigt, mit der sich der kleine Unterkiefer weiter nach vorne bewegen kann.

Achtung!

Aus einem Milchstau beziehungsweise durch das Eindringen von Keimen in die Brust kann eine Brustentzündung entstehen, im Worst Case auch eine Abszessbildung. Es entwickelt sich recht schnell ein schweres Krankheitsbild mit den schon eben beschriebenen Symptomen, die zusätzlich mit hohem Fieber, Gliederschmerzen und Schüttelfrost einhergehen. In diesem Fall solltest Du IMMER eine Hebamme und/oder Deine Ärztin kontaktieren, zudem musst Du sofort ins Bett und eine andere Person muss sich verbindlich um Dich kümmern. Unter Umständen musst Du ein Antibiotikum verordnet bekommen, damit sich die Entzündung zurückbildet und eben nicht noch ein Abszess in Form einer Abkapslung von Eiter entstehen kann. Bitte wäge hier nicht ab, ob Du das Antibiotikum nimmst oder nicht. Deine Hebamme wird die Situation sicherlich kompetent einschätzen und Dir bestätigen können, dass die Einnahme in Deinem Fall sinnvoll und richtig ist.

Wichtig bei Brustschmerzen und Entzündungen ist:

- **Hole Dir Hilfe und fachlichen Rat.**
- **Lege Dein Baby regelmäßig an.** Achte dabei auf Hungerzeichen, wie Schmatzen oder eine suchende Kopfbewegung zur Seite. Empfehlungen, die ein Anlegen alle drei bis vier Stunden vorsehen, sind nicht mehr auf der Höhe der Zeit.

- **Achte gerade in den ersten Tagen nach der Geburt darauf, dass die Stillpausen in der Nacht nicht allzu groß werden.** Du solltest zu Deiner eigenen Entlastung immer dann anlegen oder ausstreichen, wenn Du ein Spannungsgefühl in der Brust verspürst. Auch das kann einen Milchstau verhindern. Allerdings entlastet sich die Brust auch oft selbst, denn die Milch fängt einfach an zu laufen. Du wirst dieses Phänomen übrigens auch immer dann bemerken, wenn Du an Dein Baby denkst, es berührst oder wenn Du in verschiedenen Situationen emotional aufgewühlt bist.
- **Achte bei entzündeten Stellen auf Hygiene.** Keime können sehr schnell eintreten und eine Entzündung auslösen.
- **Trage nach dem Stillen einen entzündungshemmenden Balsam auf** oder lege eine entzündungshemmende Kompresse an, die es als Fertigpräparat in der Apotheke und im Drogeriemarkt zu kaufen gibt. Fertigkompressen sollten nicht länger als eine Stunde getragen werden, da sie die Brustwarze sonst zu sehr aufweichen. Ich empfehle gerne ein Präparat mit kühlender und entzündungshemmender Aloe vera.
- **Nimm eventuell zusätzlich noch ein Zinkpräparat ein,** das den Heilungsvorgang beschleunigt.
- **Magnesium entspannt verspannte Muskulatur**, davon gibt es reichlich, da man sich vor Schmerzstress beim Stillen häufig verkrampft.

In den ersten Tagen nach der Geburt wirst Du wahrscheinlich bei jedem Stillen einen wehenartigen Schmerz in der Gebärmutter verspüren. Durch das ausgeschüttete Oxytocin beim Stillen wird Deine Gebärmutter zur Rückbildung angeregt. Dieser Schmerz verstärkt sich übrigens, je mehr Kinder man geboren hat, da die Gebärmutter mehr Kraft benötigt, um sich zu kontrahieren, also »klein zu machen«.

Je weiter Du Dich durch das Buch arbeitest, desto mehr wirst Du Stück für Stück über Deinen Körper und seine Veränderungen im Wochenbett erfahren – Veränderungen, die »Muttersein« bedeuten.

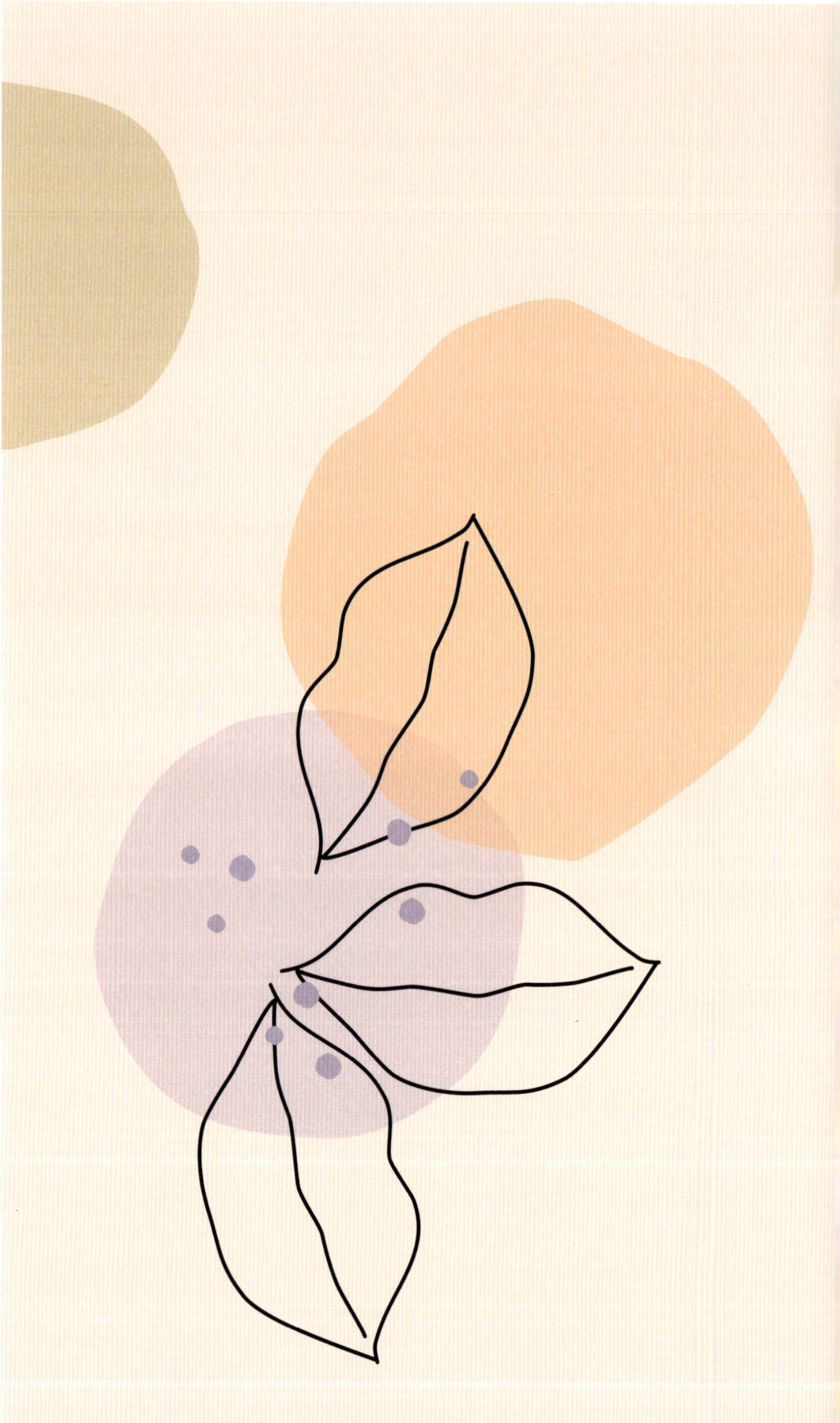

05 KAPITEL

Was in der Zeit direkt nach der Geburt so alles läuft ...

Tabuthemen,
über die niemand spricht!

Spätestens im Wochenbett werden wir oft erstmalig in unserem Frauenleben mit Dingen konfrontiert, über die uns noch nie jemand so richtig und in Gänze aufgeklärt hat.

05

Ich vermute, dass Du weder im Biologie- noch im Sexualkundeunterricht etwas über Wochenfluss, Hämorrhoiden oder Koagelabgang gehört hast. Stimmt, oder? Was kleinen Kindern leichtfällt, nämlich über »Pipi«, »Pups« und »Kacka« zu fachsimpeln, bekommen wir Erwachsene doch eher gequält über die Lippen und möchten eigentlich lieber gleich verschämt im Boden versinken. Natürlich sind wir schon viel offener als die Generation unserer Mütter und Großmütter, dennoch vertrauen wir uns heute doch eher der besten Freundin oder der eigenen Ärztin an, als dass wir öffentlich darüber sprechen würden. Männer und Ärzte stehen übrigens im Ranking eher weiter unten auf der Liste und werden weniger gerne in Frauenthemen involviert.

Erbracht hat diese Erkenntnisse unter anderem eine englische Studie, die von der Firma Elvie, einem Hersteller für Frauengesundheitsprodukte, in Auftrag gegeben worden war. Laut der Elvie-Studie ist dies ein Beweis dafür, dass es schlicht und ergreifend Zeit ist, dem Thema »Frauengesundheit in der Öffentlichkeit« mehr Aufmerksamkeit zu schenken und eine Enttabuisierung zu vollziehen. Es ist schon sehr auffällig und bedauerlich, dass laut der Studie von 1054 befragten Frauen zwei Drittel nicht über ihre Menstruation sprechen möchten. Außerdem berichteten die befragten Frauen, dass sie regelmäßig auf dem Kassenband Tampon- und Bindenpackungen unter Zeitschriften verstecken beziehungsweise grundsätzlich eine Kasse nur dann aufsuchen, wenn dort eine weibliche Kassiererin sitzt. Also, nur mal am Rande: Wir leben im Jahr 2024! Es ist definitiv Zeit zu sprechen und auch Jungs und Männer darüber aufzuklären, was mit dem weiblichen Körper in jeder Lebensphase passiert und wie er sich verändert. Ich schreibe hier übrigens auch von den Erfahrungen, die ich mit den Männern machte, die ich im Laufe meiner Berufstätigkeit bisher kennenlernte. Deren Unverständnis für den Gemüts- und körperlichen Zustand der eigenen Partnerin hat mich manchmal an den Rand des Wahnsinns gebracht. In gleichgeschlechtlichen Beziehungen war dies übrigens recht selten ein derart problembehaftetes Thema. Das »gleiche Ticken der Hormone« schien hier immer für mehr Verständnis für die Gemütslage der anderen zu sorgen. Was ebenfalls immer eindeutig auffiel, war, dass Unwissenheit von Generation zu Generation »weitervererbt« wurde. Wurden nie bei der eigenen Mutter oder Schwester Ereignisse wie Menstruation, Fehlgeburt, Wechseljahre oder eine Beckenbodenschwäche miterlebt oder thematisiert, war das Unverständnis gegenüber der eigenen Partnerin beziehungsweise auch die eigene Unwissenheit über deren körperliche Veränderung am allergrößten.

Das Deckmäntelchen der Verschwiegenheit stellt also ein riesiges Problem dar, wenn es um die Enttabuisierung von Themen der Sexualität und Körperfunktion bei Frauen geht. Und das betrifft sowohl die Frauen- als auch die Männerheilkunde. Denn Defizite bestehen hier eindeutig auf beiden Seiten. Auch Frauen und Mädchen wissen recht wenig über die Funktion der männlichen Organe, inklusive der Hormone. Ich möchte Dich an dieser Stelle dazu auffordern, die folgenden Infos auch Deinem Partner beziehungsweise Deiner Partnerin zum Lesen zu geben, nicht selten leuchtet dann auch dort die Aha-Lampe auf. Denn Du weißt ja: je mehr Wissen, umso mehr Verständnis und auch mehr Unterstützung für Deine Situation.

Warum »Immer schön im Fluss bleiben« nicht nur für die Yogastunde, sondern auch im Wochenbett gilt

Aber zunächst: ein kleiner Sidekick in die Anatomie und Physiologie!
Deine Gebärmutter (Uterus) ist ein unglaublich faszinierendes, muskulöses Hohlorgan, was im nichtschwangeren Zustand hinter Deinem Schambein versteckt liegt. Sie gleicht in ihrer Form einer Birne und hat eine Länge von un-

gefähr sieben Zentimetern. Die Gebärmutterwand ist mit einer Dicke von bis zu drei Zentimetern eine richtige Burgfestung. Damit Deine Burg nicht umkippt, ist sie an Bändern fixiert, womit sie quasi abgefedert aufgehängt ist. Nach unten hin wird sie vom Beckenboden gehalten. Im schwangeren Zustand kann sich die Gebärmutter bis zum Rippenbogen hin förmlich »auswalzen« und um das 20-Fache vergrößern. Das Gewicht der Gebärmutter nimmt von circa 80 Gramm zu Beginn der Schwangerschaft auf ein Kilogramm bis zum Ende der Schwangerschaft zu. Das Gleiche vollzieht sich natürlich auch wieder umgekehrt; und zwar mithilfe von Nachwehen, die Dein Körper produziert, damit diese Rückbildungsvorgänge ablaufen können. Dazu schüttet Dein Hypothalamus das Hormon Oxytocin aus, das über Dein Blut zur Gebärmuttermuskulatur transportiert wird. An der Muskulatur wirkt das Oxytocin kontrahierend. Das bedeutet, dass sich Deine Gebärmutter wieder zusammenzieht und so klein wird, dass sie von außen nicht mehr tastbar sein wird. In der Regel ist dies schon zehn bis 14 Tage nach einer spontanen Geburt der Fall.

Wunderwerk Plazenta

Die Versorgung Deines Kindes erfolgt von Beginn an über die Plazenta. Ungefähr sechs Tage nach der Befruchtung der Eizelle nistet sich diese in Deine Gebärmutterschleimhaut ein, wobei sich ein Teil der Blastozyste zum Embryo ausbildet und ein Teil zur Plazenta. Die Einnistung der befruchteten Eizelle in der Gebärmutter kannst Du Dir als eine Laune der Natur vorstellen. Wahrscheinlich erfolgt eine Lokalisation im oberen Bereich der Gebärmutter, aber ganz genau wissen wir es am Anfang noch nicht. Auch Deine Plazenta ist ein Wunderwerk der Natur. Sie produziert nicht nur schwangerschaftserhaltende Hormone, sondern ist auch für den Stoffaustausch zwischen Dir und Deinem Kind verantwortlich. Und zwar in zwei Richtungen: zu Deinem Kind hin und von Deinem Kind weg. Alles, was Dein Baby zum Wachsen und Gedeihen an nähr- und sauerstoffreichem Blut benötigt, wird durch die Nabelvene (Vena umbilicalis) transportiert. Der Abtransport des sauerstoffarmen Bluts vom Kind zur Plazenta erfolgt durch zwei Nabelarterien (Arteria umbilicalis). Die Vene und die paarig verlaufende Arterie sind durch eine gallertartige Masse (Wharton-Sulze) in der Nabelschnur vor dem Abknicken und vor Druck geschützt. Die Nabelschnur stellt somit eine Verbindung zwischen Kind und Mutterkuchen her.

Voilà, schon hattest Du einen kleinen Mini-Ausflug ins Fach Anatomie, was Dich um ein paar wichtige Informationen zu Deinem Körper reicher macht. Diese Vorkenntnisse benötigst Du, um zu verstehen, dass Deine Plazenta ein wichtiger Dreh- und Angelpunkt in Deiner Schwangerschaft sein wird beziehungsweise gewesen ist. Denn eine gute Versorgung durch die Plazenta entscheidet letztendlich über das Wachsen und Gedeihen Deines Kindes. Du verstehst aber auch gleich, was sie mit Deinem Wochenfluss zu tun haben wird. Noch ein kleiner Moment, und wir haben das Rätsel gelöst!

Die Plazenta ist durch Spiralarterien an der Innenseite der Gebärmutter mit dieser verhaftet. Du musst Dir das wie Schaukelhaken vorstellen, die Du im Baumarkt kaufen kannst: Haken in die Decke drehen, Schaukel aufhängen, fertig und los geht's! Über diese Spiralarterien findet der Stoffaustausch statt, der über das »Nabelschnur-Kabel« weitergeleitet oder abtransportiert wird. Die Plazenta musst Du Dir wie eine Schranke vorstellen, durch die der mütterliche vom kindlichen Blutkreislauf getrennt ist. Diese Schranke filtert ebenfalls unerwünschte Stoffe aus. Allerdings kann es gelegentlich »Lecks« geben, die zu Komplikationen führen können, wie zum Beispiel bei der Rhesus-Unverträglichkeit. Nach der Geburt Deines Kindes wird die Plazenta nicht mehr benötigt, daher lösen sich die »Schaukelhaken«, meist innerhalb einer Stunde post partum (nachgeburtlich), aus der Verankerung. Dieses führt zu einem Ablösen und zur Geburt des Mutterkuchens. Auch dazu wird noch ein wenig Wehentätigkeit nötig sein. Es sind Nachgeburtswehen, die Dein Körper zu diesem Vorgang braucht. Du erinnerst Dich an das Oxytocin, das ausgeschüttet wird, um Wehen (Muskelkontraktionen) auszulösen.

So verläuft der Wochenfluss

An der ehemaligen Plazenta-Haftstelle ergibt sich nun eine Wundfläche, die in der Regel im Durchmesser 15 bis 20 Zentimeter groß ist. Daraus fließt der Wochenfluss! Und nun sind wir da, wo ich eigentlich hinwollte, nämlich Dir zu erklären, wie das Ganze funktioniert, wie es zum Wochenfluss oder Lochien (von griechisch *lochios:* zur Geburt gehörend) kommt, was dies überhaupt bedeutet und wie der Ablauf ist. Bestandteile des Wochenflusses sind Blut, Gebärmutterschleimhaut, Käseschmiere, Lymphe, Koagel, Leukozythen, Eihautreste, Bakterien und Zervixschleim. In den ersten drei Tagen nach der Geburt ist die Blutung meist noch etwas stärker, sodass Du dickere Vorlagen benötigst, die auch häufiger gewechselt werden sollten. Immer wieder kann es beim Aufstehen oder Toilettengang zu einer schwallartigen Blutung oder auch zu einem Abgang von geronnenem Blut kommen. Diese Blutkügelchen oder Koagel erschrecken einen oft zunächst, da sie von beträchtlicher Größe sein können. Bitte bleibe ruhig, meistens ist alles in Ordnung. Wenn Du Dich absichern möchtest, ist Deine Hebamme die erste Ansprechpartnerin. Über einen Zeitraum von bis zu sechs Wochen wird sich Dein Wochenfluss in der Farbe, Konsistenz und Menge verändern. Die Färbung wird immer heller werden, von blutig-rot über bräunlich, gelblich, weißlich bis hin zu durchsichtig. Und wer es etwas medizinischer mag, für den hier das Ganze noch einmal mit den entsprechenden Fachtermini:

- **Tage 1–3** Lochia rubra: überregelstark, rot, blutig, Koagelabgang
- **Tage 4–8** Lochia fusca: bräunlich und dünnflüssig
- **Tage 9–15** Lochia flava: gelblich bis weiß, spärliche Menge
- **Tage 16–21** Lochia alba: weiß bis durchsichtig

Nach der Wochenbettzeit und dem Versiegen des Wochenflusses kannst Du übrigens definitiv auch wieder schwimmen gehen. In der gesamten Zeit des Wundheilungsprozesses wirst Du bis zu 500 Milliliter zusätzliches Blut verlieren. Unter der Geburt ist ebenfalls ein Blutverlust von bis zu 500 Millilitern zu erwarten und als normal einzustufen. Alles, was darüber hinausgeht, ist als höherer Blutverlust zu bewerten. Ich gehe zu einem späteren Zeitpunkt noch einmal darauf ein, was Du durch eine gute Ernährung für Deinen Eisenspiegel tun kannst, der durch die Blutung etwas ins Wanken geraten sein wird (S. 65). Nach der Durchführung eines Kaiserschnitts wird schon sehr viel Blut aus dem Uterus abgesaugt, was dazu führt, dass die Menge des Wochenflusses deutlich geringer ausfällt und auch der Farbverlauf schneller ins Helle wechselt.

Achtung!

Um den zehnten Lebenstag Deines Babys erfolgt eine Hormonumstellung in Deinem Körper, die nicht nur die Zusammensetzung der Muttermilch verändert, sondern auch erneut zu einem verstärkten Wochenfluss von ungefähr zwei Tagen führen kann. Das ist normal, Du musst Dir keine Sorgen machen, solltest aber eventuell nochmals dickere Vorlagen parat halten. Die Wundheilung ist circa nach der sechsten Woche post partum (nach der Geburt) abgeschlossen, neue Gebärmutterschleimhaut baut sich auf. Deine erste Regelblutung kann danach relativ schnell oder auch erst nach der Stillzeit wieder einsetzen.

Nun gibt es aber wieder Ausnahmen, die eine Störung anzeigen. Dazu gehört unter anderem, dass der Wochenfluss länger stagniert, also nicht mehr fließt. Es können unangenehme Gerüche auftreten, die einen eher an eine Fischtheke erinnern. Und zwar durch die Klamotten hindurch! Fachfrauen riechen das oft schon, sobald sie beim Hausbesuch die Wohnungstür durchschritten haben. Nun gibt es mehrere Möglichkeiten, um den Fluss wieder anzuregen. Denn ein Stau bedeutet auch immer, dass ein klein wenig Gefahr in Verzug ist! Erfolgt nämlich keine Behandlung, kann eine Entzündung innerhalb der Gebärmutter die Folge sein.

ALLES IM FLUSS

Für Dich ist wichtig zu merken: Der Wochenfluss sollte auch im Fluss bleiben und Du musst bitte immer darüber sprechen. Schon anhand Deiner Berichte über die Farbe und Menge der Lochien wird Deine Hebamme oder Deine Ärztin einschätzen können, wo Du im Heilungsverlauf stehst und ob alles regelgerecht verläuft. Zudem unterstützt ein Tastbefund des Gebärmutterhöhenstandes die Einschätzung, wie der Heilungsprozess einzuordnen ist. Das bedeutet, dass Dir die Hebamme in den ersten zwei Wochen bei den Hausbesuchen häufiger den Bauch abtasten wird. Wundere Dich also bitte nicht. Vielleicht kannst Du Dich erinnern, was ich etwas weiter oben geschrieben habe: Deine Gebärmutter wird nach der Geburt im Verlauf wieder eine Größe von sieben Zentimetern erreichen und äußerlich nicht mehr fühlbar sein. Das ist dann das Ende der Kontrollen durch Deine Hebamme, die Dir bestätigen wird, dass alles prima verheilt ist.

Achtung!

Bei Stirn-Kopfschmerzen, Fieber, Schmerzen im Unterleib, Übelkeit, schwerem Krankheitsgefühl, Pulsbeschleunigung, schlechter Rückbildung und/oder dem Auftreten übel riechender Gerüche: BITTE IMMER DIE HEBAMME ODER EINE ÄRZTIN INFORMIEREN BEZIEHUNGSWEISE KONSULTIEREN.
Die Hebamme und/oder die Ärztin entscheiden über die einzuleitenden Maßnahmen.

Hält sich der Befund noch im Rahmen, das heißt, es ist kein Fieber mit im Spiel und Du fühlst Dich gut, können zunächst folgende einfache Dinge durchgeführt werden:

Bauchmassage

Dazu bittest Du eine Person Deines Vertrauens, dass sie Dir den Bauch intuitiv mit nicht schmerzhaftem Druck massiert. Der Person fällt es leichter, wenn sie die Vorstellung hat, einen Kuchenteig »liebevoll« durchzukneten. Es darf dazu auch gerne ein Rückbildungsöl verwendet werden, das weihnachtliche Gewürze enthält, da diese zusammenziehend wirken.

Häufiges Stillen

Da dadurch die Oxytocinausschüttung angeregt wird, unterstützt Du so die Kontraktion der Uterus-Muskulatur. Die Wahrscheinlichkeit ist groß, dass ein Koagel, der sich stöpselartig vor den inneren Muttermund gesetzt hat, ausgeschieden wird. Eventuell kann die Gabe eines krampflösenden Zäpfchens aus der Apotheke hilfreich sein, da der Muttermund dadurch wieder weich wird und ein Abfluss des gestauten Blutes verbessert werden kann.

Bauchlage

Mehrmals täglich für 20 Minuten.

Sitzbäder

Die Wanne wird stetig mit warmem Wasser aufgefüllt. Die Wärme wirkt entspannend und der erhöhte Wasserdruck kann die stagnierte Blutung zum Fließen bringen.

Akupunktur

Durch die Hebamme, den Gynäkologen oder die Gynäkologin, durch einen Heilpraktiker oder eine Heilpraktikerin.

Wochenbett-Tee

Frauenmantel 35 g
Hirtentäschel 45 g
Schafgarbe 45 g
Brennnesselblätter 25 g

Zwei Teelöffel auf eine Tasse heißes Wasser und bis zu zehn Minuten ziehen lassen. Bis zu drei Tassen am Tag davon trinken.

Wochenbett-Zimtpudding

Das Rezept findest Du in Kapitel 7 (S. 74).

Noch mehr Tabus: Blähungen, Verstopfung, Hämorrhoiden und Vaginalflatulenz!

Eine Verstopfung ist natürlich eine sehr unangenehme Sache, denn so richtig wohl fühlen wir uns in dieser Situation nicht mit unserem Bauch. In der Schwangerschaft hast Du bestimmt schon vermehrt mit diesem Phänomen Bekanntschaft gemacht, denn der mit der Schwangerschaft einhergehende erhöhte Progesteronspiegel sorgt für eine Verlangsamung der Darmtätigkeit. Die Flüssigkeit hat sich in Deinem Körper zudem auch anders verteilt. Wasser hat sich in Deinen Füßen, Händen und Beinen eingelagert und fehlt vermehrt im Darm, was zu einem »trockenen« Stuhlgang führt. Zudem nehmen viele Frauen Eisenpräparate ein, sowohl in der Schwangerschaft als auch im Wochenbett, was Symptome wie Blähungen, Bauchschmerzen und harten Stuhlgang noch massiv verstärken kann.

Und da ploppt auch schon gleich das nächste Übel auf, denn durch harten Stuhlgang und verstärktes Pressen (Geburt) können Hämorrhoiden ins Spiel kommen. Aber um diese kümmere ich mich gleich.

Zurück also zur Verstopfung! Im Wochenbett kann es durchaus sein, dass Du die ersten drei bis vier Tage nach der Geburt gar keinen Stuhlgang haben wirst, da Du eventuell unter der Geburt einen Einlauf bekommen oder unter Durchfall gelitten hast. Dein Darm muss sich also erst mal wieder »füllen«. Zudem wird die Darmperistaltik durch mangelnde Bewegung herabgesetzt. Bis der Darm wieder richtig gut funktioniert, kann es eine Weile dauern, was eher individuell einzuordnen ist und auch von den äußeren Lebensumständen abhängt.

Apropos Einlauf! Für viele Frauen ist dieser Vorschlag nicht wirklich angenehm, weder in der Vorstellung noch in der Durchführung. Tatsächlich werden Einläufe schon seit der Antike angewendet. Man weiß schon sehr lange um den Vorteil der Darmreinigung, die tatsächlich auch das Wohlbefinden steigert. Vor der Geburt wird der Einlauf durchgeführt, um dem Kind »Platz« zu machen und um die Wehentätigkeit anzuregen.

Ein Einlauf kann übrigens auch gut zu Hause durchgeführt werden. Dafür eignen sich Irrigatoren oder Einlaufsets, die in der Apotheke oder im Drogeriemarkt erhältlich sind.

Was kannst Du nun tun, damit es Dir besser geht?

- **Kein Stress auf dem Klo!** Lass Dir Zeit und habe vor allem keine Angst. Manche Frauen scheuen sich vor dem Toilettengang aus lauter Sorge, dass eine Naht aufgehen könnte, die nach einer Geburtsverletzung versorgt wurde. Wenn wir die Anatomie der Verdauung einmal genauer unter die Lupe nehmen, wirst Du sehen, dass unsere »Sitzposition« auf dem Lokus unphysiologisch und eher ungünstig für den Austritt des Stuhlgangs ist. Leichter geht es, wenn die Füße erhöht auf einer Fußbank oder einem Bücherstapel stehen. Vielleicht hast Du ja noch ein paar dicke »Schmöker«, die ab jetzt vor der Kloschüssel noch gute Dienste leisten können, bevor sie im Regal verstauben.
- **Ernähre Dich nicht nur regelmäßig,** sondern lege den Schwerpunkt auch auf verdauungsfördernde Ballaststoffe.

DAS BRINGT DEN DARM WIEDER IN SCHWUNG:

Warmes gekochtes Gemüse, eingeweichte Haferflocken mit geschrotetem Leinsamen oder/und Kleie plus ein Joghurt. Probiere gerne Ziegenjoghurt, der ist sehr lecker und besser bekömmlich als Joghurt aus Kuhmilch, da weniger Milchzucker, dafür aber mehr kurzkettige Fettsäuren enthalten sind. Ein guter Zusatz ist Leinöl, das unter anderem die Darmschleimhäute pflegt.

Ausreichende Flüssigkeitszufuhr von zwei bis drei Litern Wasser oder ungesüßten Getränken. Auf nüchternen Magen am Morgen kann der Gang zur Toilette sehr gut mit einem Glas warmem Wasser mit einem Schuss Apfelessig gefördert werden.

Bauchmassagen und leichte Bewegung wie Rückbildungsgymnastik und Yoga können helfen.

Einnahme von Bitterstoffen, die unter anderem in Rucola-, Radicchio-, Chicorée- oder Endiviensalat enthalten sind.

Einnahme von je zwei getrockneten Datteln, Feigen oder Pflaumen am Abend.

Vermeide Industriezucker und raffiniertes, weißes Weizenmehl! Ein zu hoher Konsum bringt unsere Darmflora komplett durcheinander und führt vermehrt zu Blähungen, Durchfällen und Verstopfung. Und unter Blähungen leidet dann übrigens auch das Baby.

Überlege noch mal genau! Hast Du in der Schwangerschaft, unter oder nach der Geburt Antibiotika bekommen? Auch sie wirbeln die Darmflora gehörig durcheinander. Du solltest wissen, dass 80 Prozent Deines Immunsystems im Darm sitzen, was Dir eine erhöhte Infektanfälligkeit bescheren kann, wenn die Flora nicht wieder aufgebaut wird. Ich plädiere in diesem Fall immer für Darmaufbau-Präparate, die nach einer Einnahme von ungefähr drei Monaten wieder Ordnung ins System bringen werden.

Einen besonderen Quälgeist habe ich ja schon angeteasert

Hämorrhoiden! Wusstest Du, dass jeder Mensch welche hat? Es handelt sich hierbei um ein Gefäßpolster, das am Ausgang des Enddarms sitzt und den Afterschließmuskel abdichtet. Das Gefäßpolster kann sich durch Druck (Pressen unter der Geburt oder bei Verstopfung), schweres Heben, erhöhtes Körpergewicht, Schwangerschaft, viel Sitzen, Bewegungsarmut und ballaststoffarme Ernährung vergrößern und als Knoten tastbar werden. Als Begleiterscheinung treten nicht nur ein Fremdkörpergefühl, sondern auch Jucken, Schmerzen und Blut am Toilettenpapier auf.

In diesem Fall kann Dir Folgendes helfen:

- **Körperliche Aktivität.**
- **Ausreichende Flüssigkeitszufuhr.**
- **Vermeide die Verwendung von feuchtem Toilettenpapier,** da die chemischen Inhaltsstoffe unangenehm brennen können.
- **Gerbstoffhaltige Salben und Sitzbäder.** Ich empfehle Dir konkret gekühlte Hamamelis-Salbe oder -Zäpfchen in Kombination mit einem Eichenrindensitzbad, das körperwarm für zehn Minuten einmal am Tag durchgeführt wird. Auch Aloe-vera-Gel kann sehr angenehm kühlend wirken.
- **Bei sehr starken Beschwerden sollte ein Proktologe aufgesucht werden,** der eventuell ein Abschnüren der Hämorrhoide empfiehlt.

Schon mal was von Queefing gehört?

Ganz bestimmt, denn es ist das Geräusch, das aus der Vagina kommt, wenn Luft entweicht. Ein »Flatus vaginalis« also oder auch »Muschi-Pups« genannt. Echt jetzt? Nach der Geburt Deines Kindes ist der Eingang in die Vagina noch sehr weit gestellt. Luft kann also sehr leicht eindringen. Verstärkt wird das Phänomen noch durch einen geschwächten Beckenboden und überdehnten Bänderapparat. Auch das weißt Du schon, denn ich habe Dir ja weiter oben erklärt, dass Dein Uterus an Bändern, die paarig verlaufen, aufgehängt ist. Beim Sex, bestimmten Bewegungen und Sport kann nun nicht nur Luft ein-, sondern auch geräuschvoll wieder austreten. Ganz wichtig zu wissen: Du kannst nichts dafür! Es passiert leider sehr oft bei vielen Frauen und ist verständlicherweise sehr unangenehm.

Sollte das Queefing bei Dir ein Thema sein, empfehle ich Dir Folgendes:

- **Gehe davon aus, dass es ein etwas längerfristiges Problem sein wird.** Es ist durchaus möglich, dass Du auch eine Zyklusabhängigkeit feststellen wirst.
- **Beckenbodentraining ist ein MUSS:** IMMER UND BESTENFALLS EIN LEBEN LANG.
- **Rede darüber.** Wenn Du Deinem Gegenüber erklärst, woher die Vaginal-Flatulenz kommt, wird er/sie mehr Verständnis dafür haben und Dich dafür nicht auslachen. Bestenfalls lacht Ihr gemeinsam darüber.
- **Ich habe Frauen erlebt, die Sorgen vor beruflichen Besprechungen hatten.** Denn immer dann, wenn sie vom Besprechungstisch aufstanden, hat sich die angesogene Luft mit einem lauten Knall bemerkbar gemacht. Das war vor Kollegen verständlicherweise sehr unangenehm. Solltest Du ebenfalls in diese Situation kommen, empfehle ich Dir das kurzzeitige Tragen eines Tampons. Das kann helfen. Aber bitte vergiss nicht die rechtzeitige Entfernung, damit Deine Vaginalschleimhaut nicht übermäßig gereizt wird.
- **Bitte vertraue Dich Deiner Gynäkologin** oder Deinem Gynäkologen an, denn sie oder er kann Dich eventuell durch eine Lasertherapie unterstützen beziehungsweise an eine Praxis weitervermitteln, die diese Möglichkeit anbietet. Private Krankenkassen übernehmen in den meisten Fällen die Behandlung, gesetzliche nur in Ausnahmefällen, nachfragen kann sich dennoch lohnen.

- **Solltest Du durch überdehntes Gewebe, zum Beispiel nach mehreren Geburten, verstärkt und längerfristig Probleme haben,** kann eine Straffung der Vaginalwand das letzte Mittel sein. Oftmals wird ein solches Vorgehen mit Urogynäkologen besprochen, die sich auf das Thema »Beckenboden und damit einhergehende Inkontinenz« spezialisiert haben. In Kapitel 10 gehe ich noch genauer darauf ein.

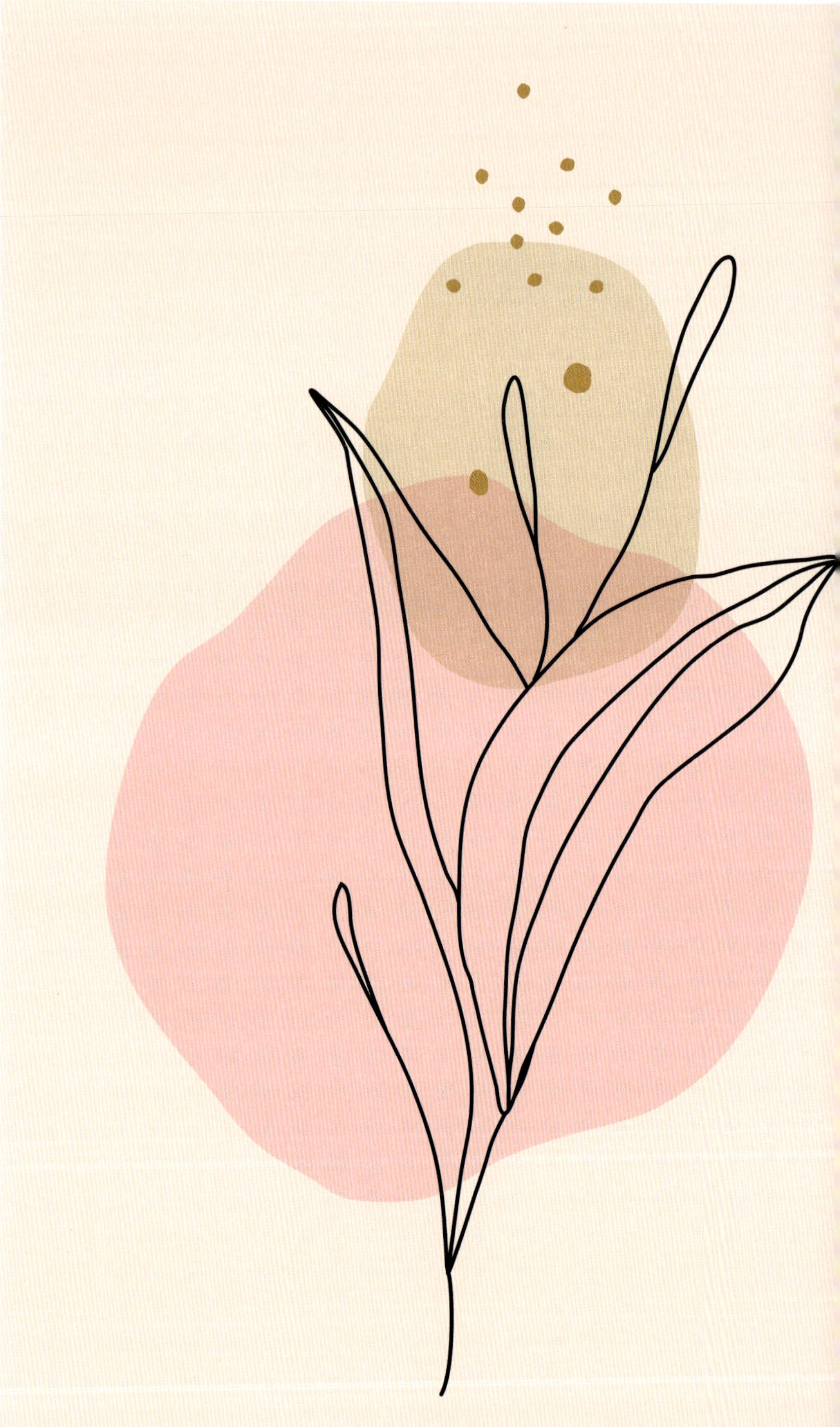

06 KAPITEL

Pflanzen-heilkunde für die Zeit nach der Geburt

Gegen alles
ist ein Kraut gewachsen!

Kräuter gelten seit Langem als hilfreiche Naturmittel, deren heilsame und wohltuende Wirkung besonders in der Zeit nach einer Geburt von großem Nutzen ist.

06

Ich möchte Dir von etwas erzählen, was ich als junge Hebamme kennenlernen durfte. Es ist ein spezielles Kräuterkissen für Mütter im Wochenbett – was leider heute völlig in Vergessenheit geraten und, wenn überhaupt, eher noch im süddeutschen ländlichen Raum zu finden ist. Es ist die Tradition des Marienbettstrohs. 13 (als magische Zahl) Kräuter wurden hierbei verwendet und in einem Kissen aufbewahrt. Das Kissen wurde der frischen Wöchnerin ins Bett gelegt, sodass durch die Körperwärme die heilsam und beruhigend wirkenden ätherischen Öle austreten konnten. Ich finde das Marienbettstroh so großartig, dass ich Dir das nicht vorenthalten möchte. Es gibt nämlich sehr viele Kräuter, die gut im Wochenbett angewendet werden können, ohne dass sie Mutter und Kind schaden.

Dazu zählen unter anderem:

- **Ackerschachtelhalm** zur Kräftigung von Sehnen und Muskeln.
- **Anis, Fenchel, Kümmel** können bei Blähungen eingesetzt werden.
- **Arnika** hilft gegen Schwellungen, Prellungen und Hämatome (Bluterguss).
- **Bockshornklee** ist milchbildend.
- **Frauenmantel** hat eine regelnde Wirkung auf die Hormone, zum Beispiel bei unregelmäßigen Zyklen.
- **Gänseblümchen** entstaut die Milchgänge und wirkt, kombiniert mit einer Bauchmassage, rückbildungsfördernd auf die Gebärmutter.
- **Johanniskraut** ist stimmungsaufhellend.
- **Hirtentäschel** wirkt blutstillend, zum Beispiel bei starken Nachblutungen nach der Geburt und in den Tagen danach, auch bei starken Menstruationsblutungen ist es zu empfehlen.
- **Ringelblume** ist wundheilend und entzündungshemmend.
- **Rose, Melisse und Lavendel** sind stimmungsausgleichend. Sie fördern die Entspannung zum Beispiel beim Babyblues und helfen Dir, zur Ruhe zu kommen. Außerdem können sie Spannungskopfschmerzen nach der Geburt lindern.

- **Schafgarbe** kräftigt die Gebärmutter, wirkt entkrampfend und blutstillend, wundheilend und entzündungshemmend.
- **Thymian** wirkt stark desinfizierend und schleimlösend bei Husten und Schnupfen, er wirkt auch gut bei Herpes. Ergänzt werden kann in diesem Fall auch noch die **Zitronenmelisse**.

Achtung!

Bei der Infektion mit dem besonders ansteckenden Herpesvirus (Herpes simplex) bitte keine Küsschen ans Baby verteilen. Auch bei Besuchern mit einer Herpesinfektion auf genügend Abstand achten! Die Bläschen sollten mit einer Salbe behandelt und dann durch ein Patch-Pflaster abgedeckt werden. Bei engem körperlichem Kontakt mit dem Baby, zum Beispiel beim Stillen, sollte bei einer frischen Infektion ein Mundschutz getragen und besonders auf Hygiene geachtet werden. Das Auftreten einer Herpesinfektion bei einer Mutter im Wochenbett passiert recht häufig nach der Geburt. Der Geburtsstress und Schlafmangel scheinen ein Auslöser dafür zu sein.

All die genannten Kräuter können sehr gut als Tee, Salbe, Öl oder Tinktur verwendet werden. Selbstverständlich sind diese Pflanzen auch in der Homöopathie zu finden. Bitte entscheide selbst, welche Darreichungsform am besten zu Dir passt.

Mit der Kraft der Natur

Ich möchte Dir hier (S. 61) gerne eine Teemischung mit auf den Weg geben, damit Deine Knochen, Sehnen und Gelenke langfristig gekräftigt werden. Durch die hormonelle Umstellung der Schwangerschaft wirst Du vielleicht schon bemerkt haben, dass alles weicher und elastischer geworden ist. Nicht selten knicken Schwangere und Wöchnerinnen mit den Füßen eher um. Eine Stabilisierung die Gesamtzustandes tritt dann oft erst nach dem Abstillen wieder ein. Und noch ein Phänomen kann Dich ereilen, das Deine Handgelenke betrifft. Eventuell bekommst Du starke Gelenkschmerzen durch die Überlastung beim Heben und Tragen Deines Babys. In diesem Fall kann sehr gut Ackerschachtelhalmtee eingesetzt werden. Er enthält sehr viel Kieselsäure, was die Knochen mineralisiert und das Bindegewebe strafft. Außerdem verhilft Ackerschachtelhalm zu glänzenden Haaren und stärkeren Nägeln. Auch das wird ein Thema für Dich sein: Deine Haarpracht, von der sich ein paar Wochen nach der Geburt durch vermehrten Haarausfall reichlich im Abfluss Deiner Dusche wiederfinden wird. Aber bitte keinen Stress deswegen machen! Es reguliert sich hormonell alles wieder. Auch wenn sich Dein Zopf schon sehr dünn anfühlen sollte, werden Deine Haare demnächst wieder sprießen. Unterstützen kannst Du das Wachstum übrigens durch Hirsepräparate, die Du in der Apotheke kaufen kannst. Alternativ baust Du die Hirse einfach häufiger in Deinen Speiseplan ein.

Und noch mal Achtung!

Salbei- und **Pfefferminztee** sind nur dann zu empfehlen, wenn abgestillt werden soll. Auch Frauen, die zu viel Milch produzieren, können diese Kräuter durch die Einnahme von maximal ein bis zwei Tassen Tee am Tag (zunächst über zwei Tage) etwas drosseln. Bitte auch mit der eigenen Hebamme noch einmal diese Option besprechen. Solltest Du nicht stillen und unter starkem Schwitzen im Wochenbett leiden, ist Salbeitee eine Option, um das Schwitzen einzudämmen.

STÄRKUNGSTEE FÜR DIE GELENKE

Ich habe den Ackerschachtelhalmtee noch mit ein wenig Frauenmantel und Schafgarbe ergänzt, da diese Pflanzen uns grundsätzlich bei der Linderung von Frauenleiden unterstützen.

Für eine 100-Gramm-Teemischung besorgst Du Dir:

50 g Ackerschachtelhalm (einzeln)

30 g Frauenmantelkraut

20 g Schafgarbe

Frauenmantelkraut und Schafgarbe werden gemischt. Um die Kieselsäure aus dem Ackerschachtelhalm herauszulösen, werden vier Esslöffel davon mit einem Liter Wasser kalt angesetzt und für 30 Minuten leicht geköchelt. Nach 30 Minuten gibst Du noch vier Teelöffel Deiner Mischung aus Frauenmantelkraut und Schafgarbe dazu. Nach zehn Minuten wird der Tee abgegossen. Du kannst zwei bis drei Tassen am Tag davon trinken. Die Einnahme sollte regelmäßig über einen Zeitraum von drei Monaten erfolgen.

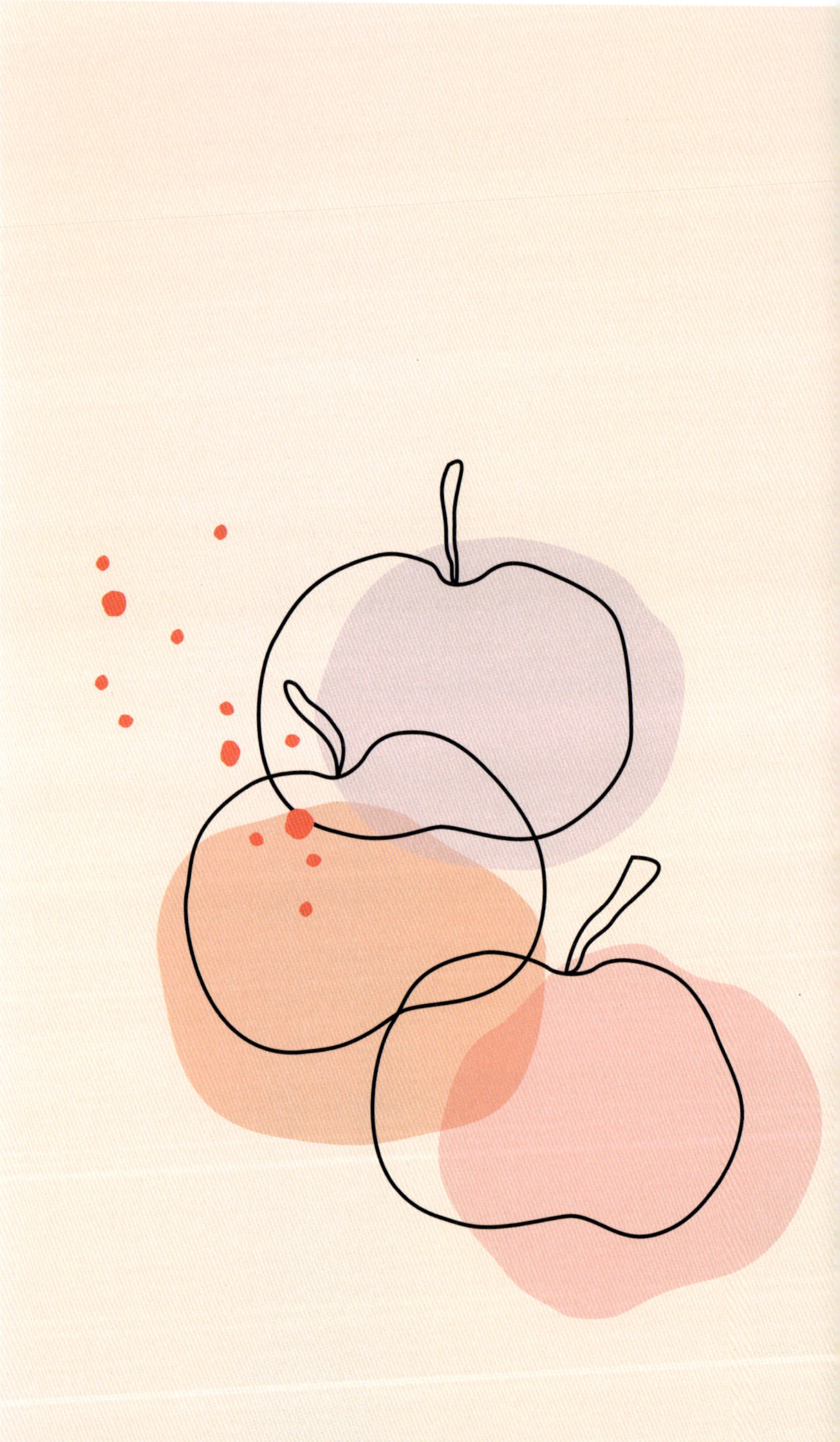

07 KAPITEL

Ohne Essen keine Kraft!

Wie wir uns aus der Nahrung das holen, was der Körper gerade jetzt braucht.

Stillen, Wickeln, Schlafmangel – und sich dennoch von der Geburt erholen? Das Wochenbett zehrt an unseren Kräften. Umso wichtiger ist gutes und gesundes Essen.

07

Du hast bestimmt schon durch das Lesen der vorherigen Kapitel bemerkt, dass die Geburt und das Wochenbett Situationen darstellen, in denen wir sehr viel an Körperkräften und -säften verlieren. Wir schwitzen viel, wir leiden meistens vor der Geburt unter Durchfall, müssen uns übergeben und verlieren unter Umständen sehr viel Blut. Nun könnte man das auch ganz spirituell sehen und sagen: »Ist doch super, da reinigt sich der Körper ja einmal komplett!« Die Freude darüber sollte aber nicht zu groß sein, denn wir scheiden auch viele Mineralstoffe und Spurenelemente aus, die wir eigentlich noch ganz gut zum Erhalt unserer eigener Kraft gebrauchen könnten.

Es gilt nun diesen »Säftemangel« wieder auszugleichen, was uns nur durch eine nährstoffreiche und ausgewogene Nahrungszufuhr gelingen wird, die von bester Qualität sein sollte.

Du wirst im Wochenbett und in der Stillzeit noch ungefähr 500 Kalorien mehr pro Tag verbrauchen, sodass Du bei Deiner täglichen Nahrungsaufnahme auf insgesamt 2500 Kalorien kommen solltest. Ich weiß, dass vor allem das regelmäßige Essen oft das Hauptproblem ist. Meist wird sich zwischendurch nur das »reingeschoben«, was zufällig gerade irgendwo herumliegt und nach Schokolade, Banane oder Müsliriegel aussieht. Vielleicht erinnerst Du Dich noch an die chinesischen Großmütter aus dem ersten Kapitel, die besonderen Wert auf mehrere warme Mahlzeiten am Tag legen. Kalte Nahrungsmittel, wie zum Beispiel Rohkost, solltest Du zunächst erst mal meiden. Dein Körper hat noch nicht die

Kraft, diese Lebensmittel zu »erhitzen« und zu verwerten. Ich habe schon Schüttelfrostanfälle nach Karotten-Gurken-Salat erlebt, was für eine totale Kraftlosigkeit der Mutter sprach. Ich möchte noch einmal auf den Blutverlust zurückkommen, der auch für das Stillen nicht ganz unwesentlich ist und deshalb auch hier erwähnt werden muss. Das Stillen wird durch das Prolaktin und Oxytocin gesteuert. Beide Hormone werden in der Hypophyse, der Hirnanhangsdrüse, produziert. Und genau diese Hypophyse wird bei einem hohen Blutverlust minderdurchblutet, was zu einer reduzierten Ausschüttung der Stillhormone führen kann. Das Ergebnis kann dann eine Hypogalaktie sein, eine Verminderung der Milchbildung. Sogenannte »Stilltees« sind eher unter Marketing zu verbuchen, die einzige Substanz, der eine nachweislich milchfördernde Eigenschaft zugeschrieben werden kann, ist der Bockshornklee. Dessen Samen oder Keimlinge kannst Du damit auch in Deinen Wochenbett-Speiseplan einbauen.

Du verstehst an dieser Stelle vielleicht nun besser, warum es sinnvoll ist, sich allerspätestens im Wochenbett mit seiner Ernährung auseinanderzusetzen. Denn eins ist ganz klar: Der Körper bedient sich bei einer nährstoffarmen Ernährung erst mal an den Kraftreserven der Mutter. Er entzieht ihr quasi bis in den hinterletzten Winkel und Knochen das, was er für die Produktion der Muttermilch braucht. Das geht erst mal eine Weile gut, bis sich Mangelerscheinungen durch Infektanfälligkeit, Haarausfall, brüchige Fingernägel, Rückgang der Muttermilch und Stimmungsschwankungen bis hin zu Depressionen bemerkbar machen.

Was brauchst Du nun, um Dich aufzupäppeln? Hier kommt eine Auswahl an Basics, die Du bei Gelegenheit in den Einkaufswagen packen kannst:

Eisen

Futter für die roten Blutkörperchen! Damit wird eine gute Sauerstoffversorgung Deiner Organe garantiert: Himbeeren, Hirse, Rote Bete oder Rote-Bete-Saft, rotes Fleisch, Haferflocken, Linsen, Hühnereigelb, Innereien (Leber). Die Aufnahme der Nährstoffe wird durch den Konsum von Kaffee, Schwarztee, Alkohol und Magensäureblockern erschwert.

B-Vitamine

Deine Nervennahrung nach durchwachten Nächten!

Eier, Milch, Hüttenkäse, Joghurt, Kalbfleisch, Hühnchen, Makrele, Lachs, Kartoffeln, Hülsenfrüchte, Haferflocken, Nüsse, Chiasamen, Sesam, Sonnenblumenkerne, Bananen, Auberginen, Feldsalat

Vitamin C

Unterstützt die Eisenaufnahme und Dein Immunsystem freut sich!

Zitrusfrüchte, Paprika, Kartoffeln (Zitrone des Nordens genannt), Brokkoli, Kresse, Petersilie, Johannisbeeren, Sanddorn, Hagebutten

Vitamin D

Für gute Stimmung, ein bombiges Immunsystem und in Verbindung mit Licht für die Garantie, dass Kalzium in die Knochen eingelagert wird.

Champignons, Avocado, Butter, Sahne und fetter Seefisch (Hering, Lachs, Makrele), der aber aufgrund der hohen Schadstoffbelastung mit Vorsicht zu genießen ist. Alternativ zu Fisch kann auch auf Algenöl oder -kapseln zurückgegriffen werden. Algen werden in speziellen Kulturen gezüchtet und sind frei von Schadstoffen.

Biotin

Für Rapunzel-Haare und stabile Fingernägel.

Nüsse, Haferflocken, Kartoffeln, Fisch, Haferkleie, Linsen

Folsäure

Deine roten und weißen Blutkörperchen kriegen ordentlich Stoff!

Fenchel, Kartoffeln, Nüsse, Vollkornprodukte

Jod

Für eine stabile Körpertemperatur und Deine Schilddrüse.

Achtung! Bei einer Hashimoto-Thyreoiditis jodreiche Nahrungsmittel und Jodtabletten vermeiden! In der Klinik werden sehr oft alle Wöchnerinnen kategorisch mit Jod versorgt, ohne dass bei der Anamnese auf eine Schilddrüsenerkrankung geachtet wird. Du bist jetzt um diese Information reicher, daher weise bitte selbstständig darauf hin beziehungsweise verzichte eigenständig auf die Einnahme von Jodtabletten, falls Du zu den Menschen mit Hashimoto-Thyreoiditis gehörst.

Zink

Für Dein Immunsystem und eine gut funktionierende Wundheilung (also besonders wichtig, wenn die Brustwarzen schlecht abheilen und die Kaiserschnittnaht sehr lange Wundsekret abgibt und sich immer wieder an kleinen Stellen entzünden sollte).
Haferflocken, Paranüsse, Erdnüsse, Gouda, Linsen

Omega-3-Fettsäuren

Für die Sehkraft, die Funktion des Herzens und des Gehirns.
Hering, Lachs, Makrele, Sardine, Algen, Leinöl, Hanföl, Rapsöl, Rosenkohl, Avocado, Walnüsse, Mandeln

Ballaststoffe

Für eine geregelte Verdauung.
Leinsamen (aufgebrochen), Flohsamen, Äpfel, Bananen, schwarze Johannisbeeren, Datteln, Linsen, Kartoffeln

Proteine

Deine Bausteine für Organe, Muskeln, Enzyme, Blut und Hormone.
Quark, Butter, Eier, Tofu, Nüsse, Hülsenfrüchte, Quinoa, Haferflocken, mageres Rindfleisch, Huhn

Jetzt muss das Ganze natürlich auch noch in den Kochtopf. Ich habe hier für Dich eine Sammlung an leckeren Kochrezepten, die Du teilweise auch vorbereiten und einfrieren kannst. Alternativ bittest Du Freunde und Verwandte, Dich mit einem »Wochenbett-Catering« als Geburtsgeschenk zu verwöhnen.

Das Wochenbett-Catering – here we go:

FRÜHSTÜCKSPORRIDGE

Rezept

Zutaten für 1–2 Portionen:

- 200 ml Mandelmilch
- 5 EL Hafer- oder Dinkelflocken
- 1–2 EL gehackte Mandel-Cashew-Walnuss-Mischung
- 1 EL Lein- oder Algenöl
- Heidel- und Himbeeren (im Winter aus dem Tiefkühler) nach Belieben

Zubereitung:

1. Im Gegensatz zum klassischen Müsli wird das echte Porridge immer warm gegessen. Die Milch zusammen mit den Getreideflocken und der Nussmischung in einem kleinen Topf auf dem Herd bei schwacher Hitze leicht köcheln lassen, bis die Getreideflocken weich sind.

2. Vom Herd nehmen, das Öl unterrühren, auf Schälchen verteilen und die Beeren darüberstreuen. Falls frische Beeren verwendet werden, diese vorher waschen.

Tipp: Wer mag, toppt das Porridge mit zimmerwarmem Magerquark und einem Spritzer süßem Agavendicksaft und etwas Zimt.

VOLLKORNNUDELAUFLAUF MIT MÖHREN UND TOMATEN-SAHNE-SAUCE

Rezept

Zutaten für 4–6 Portionen:

- 500 g Vollkornnudeln
- Salz
- 1 kg Möhren
- 1 kleine Zwiebel
- Öl für die Pfanne
- je 150–200 ml Wasser und Gemüsebrühe
- 4 Eier
- 150 ml Milch
- Pfeffer aus der Mühle
- Kräuter nach Belieben
- 250 g Schmand
- 250 g geriebenen Parmesan-Käse

Für die Sauce:

- 1 Becher Schlagsahne
- 1 Tube Tomatenmark
- Agavendicksaft

Zubereitung:

1. Nudeln in einem großen Topf in ausreichend Salzwasser bissfest kochen. In der Zwischenzeit Möhren waschen, schälen und in feine Scheiben schneiden. Zwiebel schälen und fein würfeln.

2. In einer Pfanne etwas Öl erhitzen, die Möhren mit der Zwiebel darin anbraten, mit Wasser und Gemüsebrühe ablöschen und für einige Minuten bei geschlossenem Deckel bei niedriger Hitze garen lassen.

3. Die Nudeln abgießen, in eine Auflaufform geben und mit den Möhren vermischen. Die Eier mit der Milch vermischen und mit Salz, Pfeffer und Kräutern wurzen. Die Ei-Milch-Mischung über die Nudeln gießen. Darüber den Schmand verteilen und großzügig mit Parmesan bedecken. Bei 190 °C Ober-/Unterhitze circa 25 Minuten in den Backofen schieben, bis die Eimasse gestockt und der Käse knusprig braun ist. In der Zwischenzeit die Sahne mit dem Tomatenmark vermischen und in einem kleinen Topf erhitzen, mit Salz und Pfeffer würzen und mit Agavendicksaft abschmecken. Die Tomaten-Sahne-Sauce zum Auflauf reichen.

WOCHENBETT-KRAFTSUPPE

Rezept

Zutaten für 4–6 Portionen:

- 1 Suppenhuhn in Bioqualität (ca. 1200 g)
- 2 Zwiebeln
- 3 Nelken
- ein großes Bund Petersilie
- 1 Stück Ingwer (2–3 cm)
- 2 Lorbeerblätter
- Salz
- Pfeffer aus der Mühle
- 1 kleine Sellerieknolle
- 3 Pastinaken
- 1 Fenchelknolle
- 5 Karotten
- 1 Stange Lauch
- etwas Schmalz oder Speiseöl zum Anbraten

Zubereitung:

1. Das Huhn in einem Suppentopf, knapp mit kaltem Wasser bedeckt, für ein paar Minuten zum Kochen bringen. Anschließend wieder aus dem Topf nehmen und das Wasser weggießen. Den Topf ausspülen und das Huhn mit kaltem Wasser gründlich abwaschen. Dadurch muss man die Proteine, die sich beim Kochen gelöst haben und als Schaum auf dem Wasser sichtbar werden, nicht mehr mühsam mit einer Kelle entfernen.

2. Das Huhn wieder in den Suppentopf geben, mit 3 l Wasser übergießen. Die Zwiebeln abziehen, eine der beiden Zwiebeln in grobe Stücke schneiden, die zweite mit den Nelken spicken. Die Petersilie waschen und trocken schütteln. Den Ingwer schälen und fein hacken. Ein Drittel der Petersilie zur Seite legen, den übrigen Teil zusammen mit der gespickten Zwiebel, dem Ingwer, dem Lorbeer und etwas Salz und Pfeffer zum Huhn geben und alles 1 ½ Stunden bei mittlerer Hitze kochen lassen.

3. In der Zwischenzeit das Gemüse waschen, putzen und klein schneiden. In einer Pfanne etwas Schmalz oder Öl erhitzen und das Gemüse zusammen mit den Zwiebelstücken anbraten. Nach den circa 1 ½ Stunden Garzeit zum

Huhn hinzufügen und bei mittlerer Hitze weitere 2 ½ bis 3 Stunden kochen.

4. Dann erfolgt das Abseihen der Brühe und Zerkleinern des Huhns, das wieder in der Brühe landet. Nochmals mit Salz und Pfeffer nach Belieben abschmecken. Restliche Petersilie fein hacken und mit der Suppe servieren. Mit vorgekochtem Vollkornreis kann die Suppe ergänzt werden.

5. In den ersten Wochenbett-Tagen mehrfach davon einen Teller voll Suppe essen oder eine Tasse Suppe trinken.

Tipp: Wer mag, kann noch etwas Arnikawurzel und ein Stück Kurkuma in den Topf plumpsen lassen. Bei der vegetarischen Variante wird das Huhn weggelassen und durch weiteres Gemüse nach Belieben ersetzt.

RÜCKBILDUNGS-CHAI-LATTE

Zutaten für 2 Tassen:

- 5 TL Schwarztee
- 3–4 angestoßene Kardamomkapseln
- 4 Nelken
- je ½ TL Zimt- und Ingwerpulver
- 1 Zimtstange
- 500 ml Wasser
- Sahne oder Voll-/Hafer- oder Mandelmilch zum Verfeinern
- Honig oder Agavendicksaft zum Süßen

Zubereitung:

1. Alle Zutaten mit dem heißen Wasser (70 °C) übergießen und für 10 Minuten ziehen lassen.

2. Den Gewürztee nach Belieben süßen und mit Sahne oder Milch verfeinern.

FALAFELBÄLLCHEN

Rezept

Zutaten für 25 Falafelbällchen:

- 1 Bund glatte Petersilie
- 1 Zwiebel
- 500 g Kichererbsen aus dem Glas
- je 1 TL Kreuzkümmel- oder Kümmel- und 1 TL Fenchelsamen
- 1 TL Backpulver
- 1 TL Salz
- 1 TL Pfeffer aus der Mühle
- 1 l Sonnenblumen- oder Bratöl zum Ausbacken

Zubereitung:

1. Petersilie waschen, trocken schütteln und fein hacken. Die Zwiebel abziehen und in feine Würfel schneiden. Kichererbsen abtropfen lassen, abspülen und mit dem Stabmixer pürieren.

2. Kichererbsen mit den anderen Zutaten vermischen, bis der Teig eine zähe, glatte Konsistenz annimmt. Er sollte nicht matschig sein, falls doch, kann mit ein wenig Kichererbsen »aufgefüllt« werden. Mit Salz und Pfeffer abschmecken.

3. Teig eine Stunde im Kühlschrank ruhen lassen. Zum Portionieren benutzt Du einen Esslöffel oder Eiskugelformer, mit dem Du etwa 25 Bällchen formst.

4. Die Bällchen können im heißen Fett in der Fritteuse oder in einer Pfanne mit hohem Rand nach und nach ausgebacken werden. Bitte benutze einen Spritzschutz, damit Du nicht durch heißes Fett verletzt wirst. Gesünder ist das Ausbacken in einer Heißluftfritteuse, die Bällchen werden dazu mit Öl-Spray benetzt und 15 Minuten bei 190 °C ausgebacken. Bällchen immer mal wieder wenden, bis sie knusprig sind. Du kannst auch bei 190 °C den Backofen auf Ober-/Unterhitze einstellen und die Bällchen auf einem mit Backpapier ausgelegten Backblech für eine halbe Stunde backen. Sie sollten hierfür etwas flacher geformt sein und werden ebenfalls mit Öl-Spray benetzt. Bitte auch in diesem Fall immer mal wieder wenden.

Tipp: Dazu passt ein frischer Kräuterquark mit reichlich Petersilie und ein Vollkornbrötchen. Wer mag, schnippelt noch etwas grünen Salat als Beilage zurecht.

Info: Normalerweise kommt in den Falafelteig eine ordentliche Menge Zwiebeln und Knoblauch, darauf würde ich allerdings im Wochenbett verzichten. Zusätzliche Blähungen braucht nämlich keiner. Wenn Du sehr stark mit Deinem Darm zu kämpfen hast, können Kichererbsen unter Umständen nicht für Dich geeignet sein. Probiere erst einmal eine kleine Menge und überprüfe, wie es Dir damit geht.

POWERBOMBEN FÜR DIE STILLZEIT

Rezept

Zutaten für 30–40 Stück:

- 1 Handvoll klein gehackter Nüsse
- 100 g gemahlener Dinkel
- 250 g gemahlener Buchweizen
- 150 g gemahlene Gerste
- 200 g weiche Butter
- 100 g Rohrzucker
- 50 g Honig oder Agavendicksaft
- 100 g Mandelmus

Zubereitung:

1. Die Nüsse und das Getreide werden in einer gut beschichteten Pfanne ohne die Zugabe von Fett angeröstet und anschließend mit der Butter und den weiteren Zutaten in der Pfanne vermischt.

1. Masse etwas abkühlen lassen und anschließend zu kleinen Kugeln von 2 bis 3 cm Durchmesser formen. Im Kühlschrank in einer verschlossenen Box aufbewahren und sich davon täglich bis zu 5 Stück gönnen. (Kalorien? Egal, nicht weiter darüber nachdenken.)

WOCHENBETT-ZIMTPUDDING AUS JORDANIEN

Rezept

Zutaten für 4 Portionen:

- 500 ml Milch
- 2 EL Zucker
- ½ EL Vanillezucker
- 1 Messerspitze Salz
- etwas Abrieb einer Bio-Zitrone
- 50 g Weichweizengrieß
- ½ TL Zimt
- ½ EL Rosenwasser
- 50 g Pistazien, geschält
- 1 EL Honig

Zubereitung:

1. Die Milch mit dem Zucker, Vanillezucker, Salz und Zitronenabrieb in einem mittelgroßen Topf aufkochen. Den Topf vom Herd nehmen und den Grieß einrühren.

2. Nochmals kurz aufkochen, bis sich eine Puddingmasse bildet. Zimt und Rosenwasser unterrühren und abkühlen lassen.

3. In der Zwischenzeit die Pistazien in einer beschichteten Pfanne mit dem Honig karamellisieren und den Zimtpudding damit garnieren.

WOCHENBETT-SMOOTHIE

Zutaten für 2 Portionen:

- 300 g rote Früchte nach Belieben, frisch oder TK-Ware
- 1 Banane
- 500 ml Mandel- oder Hafermilch
- 4 EL Haferflocken
- 1 EL Agavendicksaft oder Honig

Zubereitung:

1. Früchte nach Bedarf waschen, schälen oder putzen.

2. Alle Zutaten in einen Standmixer oder Smoothie-Maker geben und fein mixen.

BUCHWEIZEN-PFANNKUCHEN MIT APFELMUS

Rezept

Zutaten für 4 Portionen:

- 180 g Buchweizenmehl
- 200 ml Milch
- 1 Prise Salz
- ½ TL Rohrohrzucker
- 1 Ei, Größe M
- ½ TL Backpulver
- etwas Fett zum Ausbacken
- 6 Boskop-Äpfel
- 1 Zimtstange
- 1 Päckchen Vanillezucker oder ein paar Spritzer Agavendicksaft
- 1 Handvoll Rosinen

Zubereitung:

1. Mehl, Mich, Salz, Zucker, das Ei und das Backpulver in eine Rührschüssel geben, mit einem Schneebesen oder einem Handmixer zu einem glatten Teig verrühren und 15 Minuten quellen lassen.

2. Anschließend den Teig in einer beschichteten Pfanne mit etwas Fett portionsweise ausbacken. Zum Portionieren des Teigs eine Suppenkelle benutzen.

3. Für das Apfelmus die Äpfel schälen, entkernen und in Würfel schneiden. Die Würfel zusammen mit der Zimtstange in einem Kochtopf mit 5 EL Wasser bei mittlerer Hitze weich kochen, die Zimtstange herausnehmen und die Äpfel mit dem Kartoffelstampfer zu Mus verarbeiten.

4. Zimtstange wieder hineingeben und das Mus mit Vanillezucker oder Agavendicksaft süßen. Wer Rosinen mag: rein in den Topf damit!

Info: Im Buchweizen stecken nicht nur B-Vitamine, sondern auch Protein, Eisen, Kalium, Magnesium und Kalzium – also die besten Voraussetzungen, um sich mal richtig durch dicke Pfannkuchen zu schlemmen.

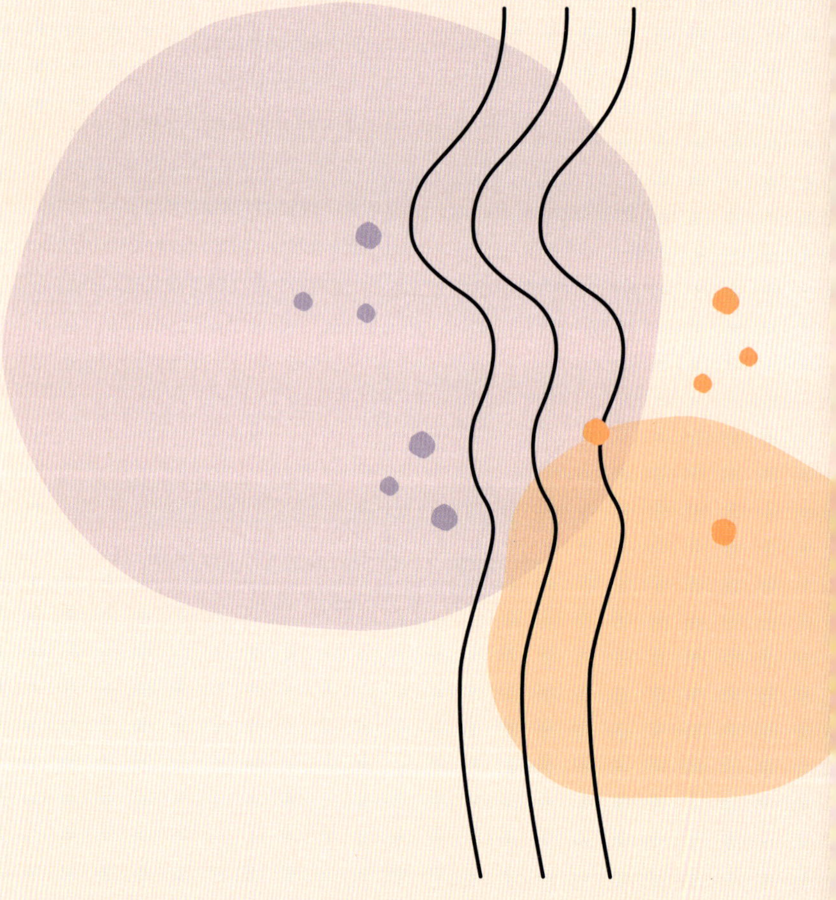

08 KAPITEL

Veränderungen des Körpers nach der Geburt

Warum ich erst mal keinen perfekten After-Baby-Body haben werde.

Nach der Geburt dauert es meist eine Weile, bis Frauen wieder annähernd ihr altes Gewicht haben. Gesunde Ernährung, Bewegung und Geduld sind hier die Zauberworte.

08

»Warum werde ich diese verdammten Pfunde nicht los?« Das ist ein Satz, den ich sehr häufig in meinen Rückbildungsgymnastik-Kursen und späteren Hausbesuchen höre. Das, was uns die große weite Social-Media-Welt da draußen vorgaukelt, nämlich ein schnelles Zurückkehren zum Ursprungszustand Deines »alten« Körpers vor der Schwangerschaft, wird wahrscheinlich erst mal nicht der Fall sein. Das ist normal und sollte kein Grund sein, sich deswegen zu ärgern oder auch nur eine Träne zu verdrücken. Es kommt alles zu seiner Zeit, sei ein wenig geduldig mit Dir selbst. Es gilt der alte Spruch: Du warst 40 Wochen schwanger und diese Zeit wird Dein Körper auch benötigen, um sich wieder zurückzubilden. Leider funktioniert dies nicht immer so wirklich gut, denn so vieles hat einen Einfluss darauf, ob wir abnehmen oder eben auch nicht.

Es ist nicht nur die eigene Genetik, die wir mitbringen, auch viele weitere Faktoren begünstigen das hartnäckige Bleiben von Babypfunden.

Als Mütter verändern wir uns auch noch anderweitig: Unsere Brustform zum Beispiel verhält sich wie ein richtiges Chamäleon. Erst Apfelbrüstchen in der Pubertät, dann ein praller Milchbusen nach der Schwangerschaft und Hängebrüste in den Wechseljahren. Unser Aussehen untersteht schon allein durch Alterungsprozesse einem kontinuierlichem Wandel. Was in der Jugend noch voller Spannkraft war, wird weicher und fängt hier und da an, der Schwerkraft zu frönen. Übrigens verändern sich nach einer Schwangerschaft auch unsere Füße, vielleicht ist Dir aufgefallen, dass Du eine halbe Schuhgröße mehr brauchst. Das Fußgewölbe flacht durch die Last des höheren Gewichts in der Schwangerschaft ab, was einen Gang zum nächsten Schuhgeschäft unerlässlich macht.

Empathievermögen und Stressresilienz

Mütter verändern sich nicht nur äußerlich, auch das Gehirn verändert sich durch eine Schwangerschaft. Es konnte nachgewiesen werden, dass es zu einer Veränderung in den Gehirnarealen kommt, die für die sozial-kognitiven Fähigkeiten zuständig sind. Das heißt: Die Fähigkeit zu wissen, was andere brauchen, ist ausgeprägter. Eine Mutter weiß also, was ihr Baby braucht, und die Mutter-Kind-Bindung wird dadurch gefördert. Dafür muss dann leider ein anderer Bereich des Gehirns mal eben für ungefähr zwei Jahre in die Warteschleife gehängt werden. Ausgelöst wird das alles durch eine Veränderung des Hormonhaushalts und wird von Forschern auch als »Pubertät von Müttern« bezeichnet.

Stress ist heute für uns ein täglicher Begleiter. Kaum haben wir am Morgen die Augen aufgeschlagen, fängt der ganze Spuk doch schon an. Wir hetzen ins Bad, schleifen Kinder zum Schulbus, rennen zum Schreibtisch, danach in den Supermarkt, um dann für alle noch ein Essen zu kochen, bevor die eigene Rasselbande zum Klavierunterricht, Fußball oder sonst was kutschiert wird. Und so geht unser Elternalltag natürlich 24/7 weiter. Stress kann man aber auch schon reichlich durch die Geburt eines Babys erfahren, denn wenn wir unter permanentem Schlafmangel leiden und eigentlich keine freie Minute des Tages für uns selbst haben, geraten wir schnell in dauerhaften Stress. Natürlich können wir ein gewisses Schlafdefizit mal für eine Weile tolerieren. Dennoch fühlen sich viele Frauen so, als würden sie auf Watte laufen, oder befinden sich in einem Zustand permanenter geistiger Umnachtung. Zudem fühlt man sich auch nicht sonderlich dynamisch und frisch aussehend. Die Haut ist oft blass und fahl, wir fühlen uns irgendwie älter. Es gibt tatsächlich Studien, die einen verstärkten Alterungsprozess von Müttern nach Geburten nachweisen. Okay, ich drücke jetzt mal schnell die Löschtaste!

Was Schlafmangel mit Babypfunden zu tun hat

Wenn wir unter Schlafmangel leiden, schüttet der Körper das Hormon Cortisol aus, das den Stoffwechsel beeinflusst. Die Folge ist permanenter Hunger, der einen stets und ständig nach Schokolade oder Süßem suchen lässt. Finden wir keinen Zucker in der Küchenschublade, werden wir kaltschweißig und vor allem übellaunig. Ist der Cortisolspiegel permanent erhöht, begünstigt das die Entstehung und das Wachstum von Fettzellen und wir nehmen eher zu als ab.

Kleiner Sidekick: Unser Körper hat in der Schwangerschaft Fett als Depot eingelagert, um eine zehrende, lange Stillzeit zu überstehen. Unter einer langen Stillzeit versteht man in diesem Kontext eine Dauer von mindestens zehn Monaten. Bis dahin sind diese Depots meist aufgebraucht und viele Frauen haben ihr Ausgangsgewicht wieder erreicht. Wenn ein langes Stillen oder überhaupt das Stillen des Kindes nicht in Erwägung gezogen wird, wird es einen guten Grund dafür geben.

Es ist dann aber durchaus realistisch, dass diese Depots noch nicht wieder abgebaut sind und sich hartnäckig festsetzen, da eben solche Faktoren wie Stress, Schlafmangel etc. den Körper daran hindern, sie wieder loszuwerden. Mütter, die also ein wirkliches Problem mit ihrem Gewicht haben, sollten über den Punkt der Stressreduktion ernsthaft nachdenken. Ich werde immer wieder in diesem Buch auf das Thema Stress zu sprechen kommen, da er noch andere Erkrankungen begünstigt, die uns als Mütter betreffen können.

Ich werfe hier mal die Nebennierenschwäche in den Ring, die einen großen Einfluss auf das Funktionieren unseres Hormonhaushalts hat, zum Beispiel bei der Produktion der Geschlechtshormone. Sie ist übrigens ganz typisch für Mütter, die permanent am Limit sind.

Es lohnt sich also durchaus, sich mit seinen Nebennieren auseinanderzusetzen, vor allem auch dann, wenn sich alles noch mal um das Thema Kinderwunsch dreht, denn eine geschwächte Nebenniere kann der Grund für ausbleibende Schwangerschaften sein. Du merkst also schon, hier hängen ganz viele Dinge zusammen, die man alle mitbedenken muss, wenn es um die Gesundheit von uns Müttern geht. Typische Symptome einer Nebennierenschwäche können Muskelschmerzen, Gewichtsverlust, Schwäche, Schwindel, Kälteempfindlichkeit, Verlust des Schamhaars und Depressionen sein. Häufig treten diese Symptome allerdings zunächst nur unter anhaltender Stressbelastung auf.

WAS TUN, WENN UNSERE PFUNDE NERVEN?

Im ersten Schritt tatsächlich zur Ruhe kommen und regelmäßig schlafen. Du wirst wahrscheinlich jetzt schallend lachen: »Wie soll das denn gehen?« Bitte jemanden darum, Dich zu unterstützen, sodass der Schlaf, wenigstens teilweise, gewährleistet werden kann. Deine Heißhungerattacken werden sich dadurch wahrscheinlich schon etwas reduzieren, dennoch solltest Du auf regelmäßiges, ausgewogenes Essen achten. Darüber haben wir ja schon im vorherigen Kapitel gesprochen. Bist Du ausgeschlafen und fühlst Dich kraftvoll, schaffst Du es auch, einen flotten Spaziergang zu machen oder zum Sport zu gehen.

Hilfe bei Schlafmangel – Tipps vom Babyschlaf-Coach

Babyschlaf und durchwachte Nächte sind ein riesiges Thema bei fast allen Eltern. Viele Eltern sind verzweifelt, weil sie nachts schon Rillen in den Fußboden gelaufen haben und einfach am Ende ihrer Kräfte sind. Wenn Du diesbezüglich eine Beratung und Hilfestellung brauchst, empfehle ich Dir an dieser Stelle meine Hebammen-Kollegin Melanie Heift. Sie hat sich auf dieses Thema spezialisiert und berät mittlerweile die halbe Republik dazu, wie nun endlich der Pakt mit dem Sandmann geschlossen werden kann. Ihren Kontakt findest Du am Ende des Buchs (S. 172). Melanie hat einen kleinen Mutmacher für Dich formuliert, den ich Dir natürlich hier nicht vorenthalten möchte.

Babys brauchen Geborgenheit

Wie oft hast Du in der Schwangerschaft gehört: »Schlaf noch mal und genieß die Zeit jetzt noch, das ist danach vorbei!« Oder: »Warte mal ab, das wird kein Zuckerschlecken als Mama!« Warum sagen das eigentlich so viele und gibt es das Mamasein auch in schön? Ja! Gibt es!

Ganz sicher ist: Dein Baby gibt es exakt einmal auf dieser Welt. Es hat keine Schlafbücher oder Tabellen gelesen, an die es sich halten kann. Was verhilft also Deinem Baby dazu zu schlafen »wie ein Baby« ? Die Antwort: deine Liebe, Geborgenheit und Nähe!

Die Basis für ruhige Nächte und entspannten Schlaf schaffst Du, wenn Du Deinem Kind in den ersten Monaten das Gefühl gibst: Schlafen ist entspannt, friedlich, ohne Angst und ganz vertraut. Trag Dein Kind so viel wie möglich, lass es nah bei Dir schlafen, das gibt ihm Geborgenheit. So hat es auch in der

Schwangerschaft in Deinem Bauch geschlafen. Zu frühes Ablegen und der Gedanke »Dieses und jenes ›muss‹ es noch lernen« bringen genau das Gegenteil von dem, was sich alle Eltern wünschen – genügend Schlaf! Zu frühes »Üben«, um von alleine schlafen zu können, und womöglich das Kind schreien zu lassen, bewirken, dass Dein Baby Angst vorm Schlafen entwickelt. Deshalb begleite es in den ersten Monaten immer. Sei einfach da, genieße Deinen Minimenschen und schenke Vertrauen!

Nutze die häufigen Schlafzeiten Deines Babys für Dich zur Regeneration Deines Körpers und dazu, Dein Baby kennenzulernen und das Wunder des Mamaseins zu genießen. Schenke Deinem Kind das Gefühl, dass Schlaf entspannend und wohltuend ist, ohne mit Stress und Angst verbunden zu sein. So hilfst Du Deinem Kind, zu schlafen »wie ein Baby«.

Du kannst Dein Kind mit zu viel Liebe nicht verwöhnen. Und wenn Dir wieder jemand sagt, wie »man es richtig macht« und was Dein Kind alles schon können und lernen muss, dann lächle und denk dran: Du machst das großartig, wenn Du es genau so machst, wie Dein Gefühl es Dir sagt!

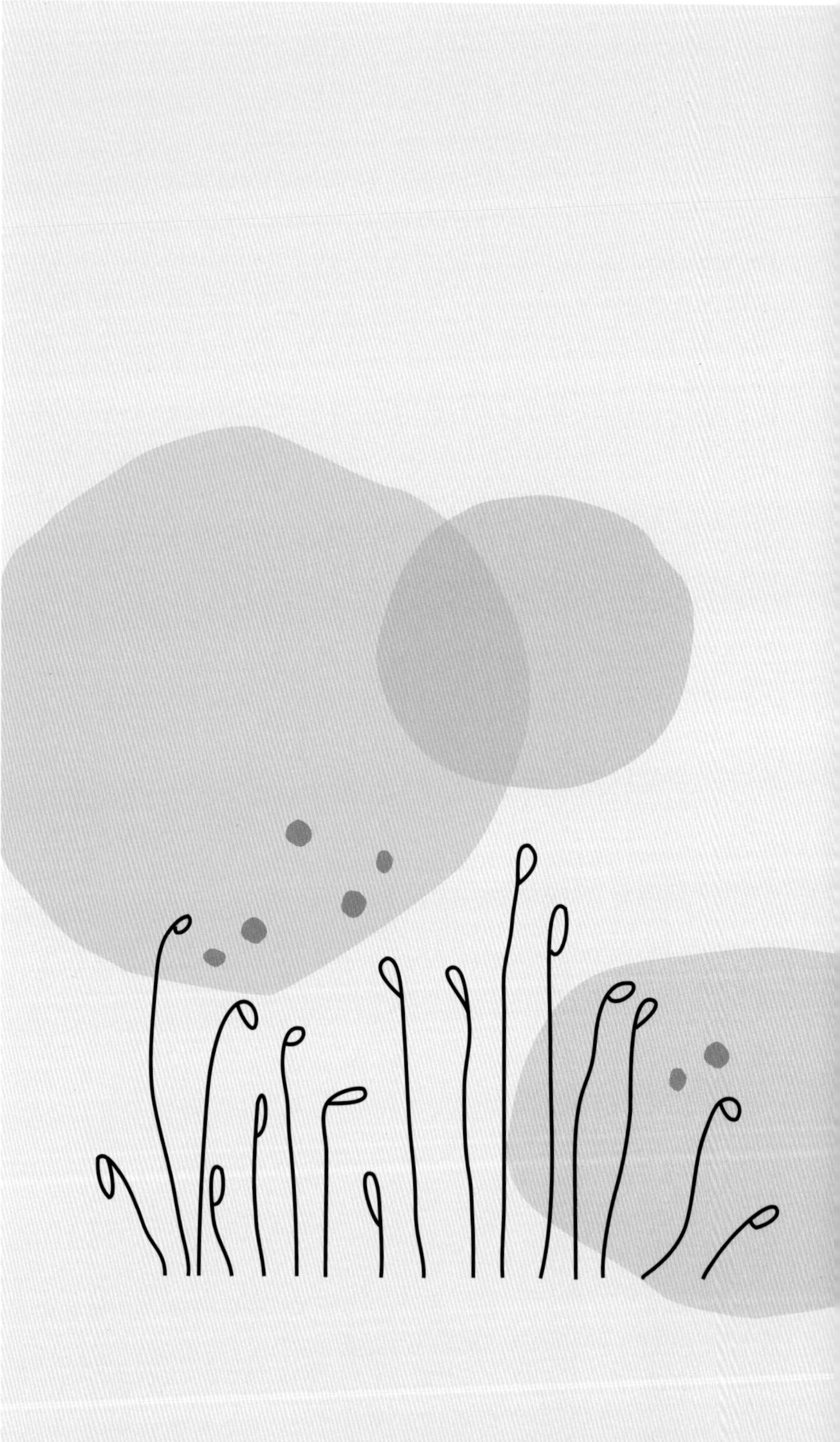

09 KAPITEL

Verletzungen durch Kaiserschnitt, Dammschnitt oder Risse

Warum Schonung durchaus Sinn ergibt.

Egal ob Kaiserschnitt (Sectio oder auch Bauchgeburt), Dammschnitt oder Dammriss, sie alle haben etwas gemeinsam: Sie stellen alle eine Wunde – ein Trauma – dar.

09

Und um diese Wunden kümmern wir uns in diesem Kapitel. Die Kaiserschnittrate in Deutschland liegt mit knapp 31 Prozent und damit im Vergleich zu allen OECD-Ländern relativ weit oben auf Platz fünf. Noch erschreckender aber ist die Tatsache, dass sich innerhalb von 30 Jahren die Kaiserschnittrate verdoppelt hat. Es gibt verschiedene Gründe, warum das so ist: angefangen bei vorangegangener Sectio, Risikoschwangerschaft, Mehrlingsgeburt oder Beckenendlage bis hin zu Wunschkaiserschnitt, Personalmangel in Kliniken und leider auch wirtschaftlichen Gründen von Kliniken. Wobei Letzteres natürlich abgestritten wird. Logisch! Ein Kaiserschnitt sollte eher die letzte Option bleiben, nämlich erst dann, wenn sich ankündigt, dass es weder Kind noch Mutter gut geht. Die Durchführung eines Kaiserschnitts sollte sorgfältig abgewogen werden, was in den meisten Kliniken auch der Fall ist. Denn auch das möchte ich einmal betonen: Das medizinische Personal hat kein Interesse daran, eine werdende Mutter unnötig und leichtfertig mit einer Operation zu belasten. Ich weiß natürlich, dass es Ausnahmen gibt. Darüber sprechen wir aber in Kapitel 11 weiter. Werdende Eltern sollten allerdings das Recht darauf haben, ausreichend über alles aufgeklärt zu werden und im günstigsten Fall ausreichend Zeit zu haben, alles in Ruhe vorbereiten zu können, um unnötige Angst und Stress zu vermeiden.

Das erwartet Dich bei einer Entbindung per Kaiserschnitt

Die Versorgung und die Heilung der Nähte einer Kaiserschnitt-OP haben sich durch eine hohe Qualität an selbstauflösendem Fadenmaterial und schonender Nahttechnik deutlich verbessert. Zu Beginn meiner Hebammentätigkeit wurden viele Bäuche noch geklammert, die Schnitte waren sehr hoch angesetzt und unglaublich groß. Die Bäuche wurden zum Teil so verunstaltet, dass die Frauen unweigerlich jeden Tag an die OP erinnert wurden. Zudem waren schlecht heilende Wunden an der Tagesordnung. So etwas sehe ich heute definitiv nicht mehr. Die schonende OP-Technik nach der Methode von Misgav-Ladach hat sich mittlerweile durchgesetzt. Im Bereich der Schamhaargrenze erfolgt ein quer verlaufender Bauchschnitt, der oft nicht größer als zehn Zentimeter ist. Die Eröffnung der weiteren Bauchschichten erfolgt nicht durch Schere oder Skalpell, sondern durch das Dehnen und Auftrennen durch die Finger des Operateurs. Danach erfolgt ein Verschluss der Schichten in sehr vereinfachter Weise, indem nur die Gebärmutter, Faszien und Haut genäht werden. Muskulatur und Bauchfell werden nicht mehr durch eine Naht geschlossen. Die OP verläuft relativ schnell, was von Vorteil ist. Geübte Operateure beenden sie schon oft nach 30 Minuten. Dadurch, dass relativ wenig Fadenmaterial verwendet wird, wird das Gewebe nicht zusätzlich weiter strapaziert und kann gut heilen. Risse heilen in der Regel besser und unkomplizierter, da weniger Muskulatur und Nervengewebe verletzt wird.

Heilung durch Schonung und Ruhe

So, und jetzt kommt's: GRUNDVORAUSSETZUNG sind vor allem Schonung und Ruhe, die dem Körper zur Heilung gestattet werden. Glücklicherweise fühlen sich die Frauen heute schnell wieder fit, was aber auch zu einem Problem werden kann, wenn man sich dadurch schnell übernimmt. Durch Schmerzmittel, die auf jeden Fall einzunehmen sind, wird das Schmerzempfinden unterdrückt, was dazu beiträgt, dass Frauen nach einer Sectio schnell mal wieder etwas machen, was eigentlich auch andere machen könnten. Abgeben zu können ist hier also eine große Kunst, die man spätestens im Wochenbett für sich entdecken kann. Sollte es Dir noch schwerfallen, Dich nach einem Kaiserschnitt aus dem Bett zunächst in den Sitz und dann in den Stand zu bewegen, was in den ersten Tagen nach der Geburt unweigerlich der Fall sein wird, probiere die Tipps auf der nächsten Seite aus.

SO KOMMST DU ERST MAL AUF DIE BEINE:

Beim ersten Aufstehen rollst Du Dich zunächst über die Seite zur Bettkante und drückst Dich vorsichtig mit der Kraft des Unterarms, der zuunterst liegt, nach oben in den Sitz. Die Beine lässt Du über die Bettkante baumeln und aktivierst durch das Heben und Senken Deiner Fußzehen Deine Muskelpumpe in den Waden.

Sollte es sehr warm im Zimmer sein, bittest Du eine weitere Person, ob sie einmal kurz das Zimmer durchlüften kann. Auch das hilft, damit einem nicht so schnell schwindelig wird. Bevor Du Dich gleich nach oben in den Stand drückst, trinke ruhig einen Schluck Wasser und verweile noch kurz auf der Kante.

Mit leichtem Druck, den Du ausübst, wenn Du beide Hände gegen den Bauch presst, kommst Du vorsichtig in den Stand. Mit nach vorne gerichtetem Blick versuchst Du, die ersten Schritte zu machen, und lässt dabei ruhig eine Hand an Deiner OP-Naht und drückst dagegen. Die ersten Aufstehversuche machst Du bitte mithilfe einer weiteren Person.

Lass Dir auch Zeit, wenn Du auf die Toilette gehst. Wenn Du unter Verstopfung leidest, wirst Du in der Klinik wahrscheinlich ein leichtes Abführmittel bekommen, damit Du nicht stark pressen musst.

Für einen besseren Gang zur Toilette kannst Du abends auch zwei Pflaumen oder Feigen als Trockenobst essen. Solltest Du durch das Trockenobst unter Blähungen leiden, hilft ein Kümmeltee.

Grundsätzlich solltest Du bitte in den ersten Tagen nicht auf die Einnahme von Schmerzmitteln verzichten. Bis zu 1600 Milligramm pro Tag an Ibuprofen sind erlaubt. In dieser Dosierung geht es nicht in die Muttermilch über und wird Dir helfen, ohne große Schmerzen durch den Alltag zu kommen. Ibuprofen wirkt nicht nur schmerz-, sondern auch entzündungshemmend und kann bei Fieber eingesetzt werden.

Von Nähten und Narben

Tag für Tag wird es Dir besser gehen, sodass Du schon bald einen kleinen Spaziergang an der frischen Luft machen kannst. Das Pflaster wird ungefähr eine Woche auf Deinem Bauch bleiben, bevor Du es selbst entfernen kannst oder es Deine Hebamme entfernt. Eventuell ist noch ein Hämatom sichtbar, was sich über einen großen Bereich des Bauches verteilen kann. Das sieht immer ein wenig wild aus, wird sich aber auch in den kommenden Tagen mehr und mehr zurückziehen. Um die Resorption des Hämatoms zu unterstützen, hilft eine Arnikatinktur als Auflage, Salbe oder Spray sehr gut. Da ich es persönlich immer gerne einfach habe, empfehle ich Dir besonders Arnika-Wundtücher, die Du in der Apotheke bekommst. Leicht gekühlt, sind sie ein wahrer Segen und helfen sehr schnell.

ARNIKA UND ANDERE HELFER BEI VERLETZUNG

Grundsätzlich kannst Du Dir merken: Arnika benutzt man bei allen stumpfen Verletzungen, also zum Beispiel bei Hämatomen, Schwellungen, Prellungen. Auf offene Wunden aufgetragen, hinterlässt Arnika einen brennenden Schmerz. In diesem Fall können auch alternativ Ringelblume (Calendula) oder Beinwell eingesetzt werden, auch sie wirken antibakteriell und wundheilfördernd.

Es wird Dir wahrscheinlich guttun, wenn Du weiche Unterhosen anziehst, die nicht an Deinem Bauch reiben. Alternativ kann ich Dir aber auch wärmstens eine speziell für den Kaiserschnitt konzipierte Unterhose empfehlen, in die noch ein kleines Coolpack integriert werden kann. Du findest den Hinweis dazu noch einmal am Ende des Buches (S. 174).

Du kannst davon ausgehen, dass Deine Naht nach ungefähr 28 bis 30 Tagen vollständig verschlossen sein wird. Es kann sein, dass immer mal wieder kleine Öffnungen zu sehen sind, aus denen Wundsekret austritt. Bitte mach Dir zunächst keine Sorgen. Bevor aber noch eine Rötung dazukommt, die einen Entzündungsprozess anzeigen würde, kannst Du die Naht mit einem Wunddesinfektionsspray besprühen. Die Naht darf auch gerne ein wenig Luft bekommen und sollte möglichst trocken und sauber gehalten werden. Antibakterielle und auch wundheilfördernde Heilpflanzen unterstützen die Heilung, mit Ringelblume (Calendula) und Beinwell macht man nie etwas verkehrt. Sie können verdünnt als Tinktur oder Salbe auf die entsprechenden Stellen aufgetragen werden.

Nachdem Deine Naht vollständig verschlossen ist und kein Sekret mehr austritt, kannst Du mit der Narbenpflege beginnen und die Narbe massieren. Sehr häufig besteht noch für lange Zeit ein Taubheits- oder Kribbelgefühl. Durch die regelmäßige Massage löst Du Verklebungen aus dem Bindegewebe, wodurch auch die Durchblutung verbessert wird. Du führst täglich nach dem Duschen eine kleine Zupf- und Streichmassage über ein paar Minuten durch. Du kannst dazu auch einen Narbenroller verwenden, der ist sehr angenehm durch seine aufgesetzte, kühlende Metallkugel. Nach ungefähr einem Jahr ist die Naht verblasst und nur noch als ein feiner Strich sichtbar. Es gibt Frauen, deren Narben sehr wulstig aussehen, was von den Betroffenen eher selten toleriert und als ästhetischer Makel empfunden wird. Diese sogenannte Hypertrophie entsteht durch eine Überproduktion von Bindegewebe, was sehr hart und nicht verschiebbar ist. Zudem kann es leichter erröten und jucken. In diesem Fall kann ein Dermatologe durch eine Laserbehandlung die Neubildung von ebenerem Hautgewebe anregen.

Sehr viele Wöchnerinnen werden heute nach einem Kaiserschnitt schon sehr früh entlassen, manchmal schon nach dem zweiten Tag postoperativ. Stimme der Entlassung wirklich nur dann zu, wenn Du Dich körperlich fit fühlst. Denn so manche meiner Frauen haben bei sich zu Hause den Treppenaufstieg in eine höhere Etage ohne Fahrstuhl unterschätzt und sind nur mit »Ach und Krach« in ihrer Wohnung angekommen.

Dammriss und Co.

Alles, was es an körperlicher Ruhe und Schonung für den Kaiserschnitt bedarf, gilt ebenso für Verletzungen im Dammbereich. Häufig sehe ich meine Mütter im Schneidersitz im Bett sitzen, um das Baby zu stillen. Darauf solltest Du zunächst verzichten, da so zu viel Zug auf der Naht liegt und sich die Wundränder nicht richtig adaptieren können. Besser ist ein Übereinanderschlagen der Beine in den ersten Tagen nach der Geburt, damit die Wunde gut verkleben kann. Achte »untenherum« auf eine gute Luftzirkulation und lasse gerne mal den Schlüppi weg, wenn Du Dich ins Bett legst. Damit der Wochenfluss keine bleibende Erinnerung auf Deiner Matratze hinterlässt, packst Du Dir vorsichtshalber besser ein Handtuch unter den Po.

Wöchnerinnenvorlagen solltest Du regelmäßig wechseln und bitte keine Binden mit Plastikfolien verwenden, damit werden nicht selten Pilze und Keime angezüchtet, die sich in einem ständig feuchtwarmen Milieu besonders wohlfühlen. Ich kann Dir Binden aus Stoff empfehlen, da sie eine bessere Belüftung der Intimzone zulassen und weder Chemikalien noch Duftstoffe enthalten. Sie sind besonders für empfindliche Frauen geeignet, deren Haut sehr schnell irritiert ist. Mehr Infos über diese Vorlagen findest Du am Ende des Buches (S. 172).

Nach der Geburt solltest Du zunächst auf die Verwendung von Tampons verzichten. Bitte wundere Dich nicht, sobald die erste Regelblutung einsetzt, kann diese zunächst für ein bis zwei Zyklen überregelstark sein, was durch die noch sehr stark überdehnte Gebärmutter bedingt ist. Solltest Du dann schon wieder Tampons verwenden wollen, wirst Du wahrscheinlich ein bis zwei Nummern größere benötigen. Du könntest auch ausprobieren, ob Dir eine mit Calendulatinktur durchtränkte und gekühlte Stoffeinlage guttut, die Du für eine Weile auf die Wunde auflegst.

Hier kommen heilsame Tipps für Vagina und Blase:

- **Spülungen mit verdünnter Calendulatinktur,** wenn Du auf die Toilette gehst, können den Heilungsprozess der Vagina positiv anregen. Dazu wird ein Esslöffel Calendulatinktur zu einem Liter Wasser hinzugefügt. Die Anwendung ist besonders einfach, wenn Du zum Übergießen der Vagina eine kleine Kindergießkanne oder einen Messbecher aus der Küche verwendest. Du wirst merken, dass Dir diese Spülungen auch guttun, wenn Du in den ersten Tagen nach der Geburt noch unter einem Brennen beim Wasserlassen leidest.
- **Achte darauf, ausreichend zu trinken, und nimm reichlich Vitamin C zu Dir.** Besonders nach einem Katheterisieren der Blase unter der Geburt häufen sich leichte Blasenprobleme in Form von Schmerzen und Brennen während und nach dem Wasserlassen. Es können Reizungen bis hin zu einer Blasenentzündung entstehen. Keime haben ein saures Blasenmilieu nicht sonderlich gerne.
- **Ich empfehle Dir der Einfachheit halber einen fertigen Arzneitee aus der Apotheke, der gegen Blasenentzündungen eingesetzt werden kann.** In der Regel enthält er Bärentraube, Cranberry und Kapuzinerkresse, was desinfizierend wirkt. Hast Du sowieso ständig mit Blasenentzündungen zu tun, empfehle ich Dir die Einnahme von D-Mannose. Dieses Präparat verhindert ein Festsetzen von Keimen an der Blaseninnenwand.
- **Was sich ebenfalls gut für Spülungen eignet, ist Eichenrindenextrakt,** der eine stark desinfizierende und adstringierende (zusammenziehende) Eigenschaft hat. Allerdings ist hier das Aufkochen eines Suds sehr zeitaufwendig. Ich empfehle Dir daher einen Eichenrindenextrakt in Pulverform aus der Apotheke. Eichenrindenextrakt kann auch hervorragend für ein Sitzbad verwendet werden, mit dem Du fünf Tage nach der vaginalen Geburt beginnen kannst. Du kannst in einen großen Waschzuber oder in die Badewanne angenehm temperiertes Wasser (37 °C) einfüllen und mit

einem großzügigen Esslöffel Eichenrindenextrakt in Pulverform vermischen. Dann setzt Du Dich für zehn Minuten hinein. Das ist extrem wohltuend und entspannend.

Auch im Vaginalbereich kann es übrigens Hämatome geben, die sehr schmerzhaft sind und vor allem das Sitzen erschweren. Dieses wird erleichtert, wenn Du Dich vorsichtig auf einem dicken Kissen – Deinem Wochenbett-Thron – niederlässt.

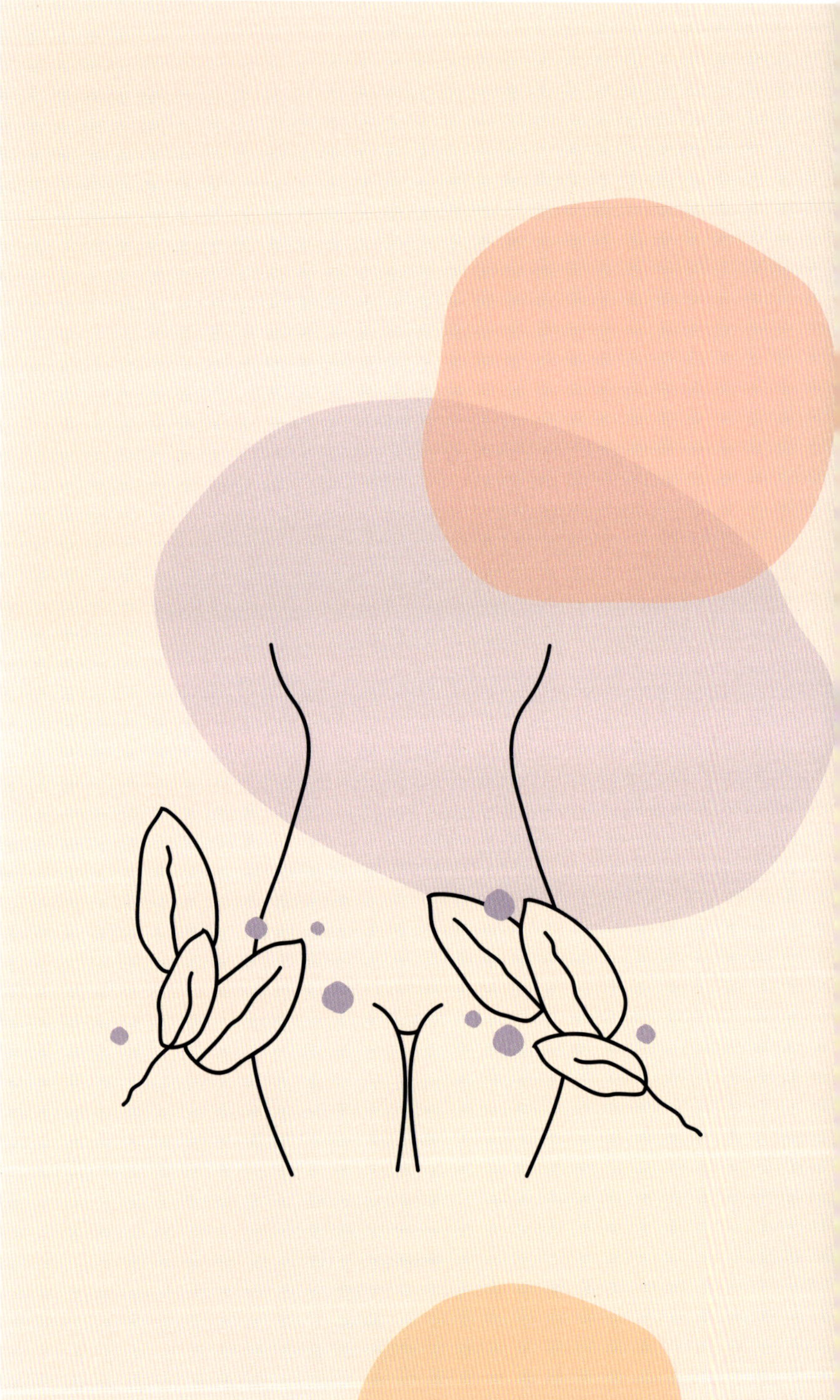

10 KAPITEL

Hallo, Beckenboden!

Drei Muskelschichten, die über Deine eventuelle Inkontinenz entscheiden werden.

Dein Beckenboden ist das Fundament Deines Körpers und die Aufgaben des Beckenbodens sind umfangreich, daher ist es so wichtig, dass er funktioniert.

10

»Na, heute schon geturnt?« Betretenes Schweigen und ein gewisser Leistungsdruck stehen unweigerlich neben einem Berg von schlechtem Gewissen im Raum! Stimmt's? Das schlechte Gewissen schieben wir jetzt mal eben zur Seite und widmen uns zunächst ein paar Basics, die nicht so ganz unwesentlich sind, um die eigene Körperanatomie besser zu verstehen.

Dennoch würde ich mich freuen, wenn dieses Kapitel ein Anstoß dafür wäre, dass Du Deinem Beckenboden eine größere Aufmerksamkeit und mehr Zeit in Deinem Leben schenkst. Denn seine Funktion entscheidet über Deine weitere Lebensqualität. Wenn ich im Drogeriemarkt an der Kasse stehe und die Haufen an Päckchen mit Inkontinenzeinlagen über das Band rollen sehe, wird mir immer ganz angst und bang. Ich habe tiefes Mitleid mit den Frauen, weil sie ihr Leben nach der Funktion beziehungsweise eher Nichtfunktion ihrer Blase ausrichten müssen.

Aus eigener Erfahrung kann ich Dir berichten, dass es purer Stress ist, wenn man seine Spaziergangrouten immer danach ausrichten muss, ob nach einem Kilometer Wegstrecke auch garantiert ein Klo zu finden ist. Dasselbe gilt für den Sport. Nach einer halben Stunde Tennisspiel eine nasse Unterhose zu haben, ist nicht witzig und inakzeptabel.

Du hast bestimmt beim Lesen der einzelnen Kapitel bemerkt, dass wir unweigerlich immer wieder auf das Thema Kommunikation zurückkommen. Viele Dinge in unserem Frauenleben werden totgeschwiegen. Wir reden nicht darüber, weil sie uns peinlich und unangenehm sind. Sie stellen einen Makel dar, den wir so nicht öffentlich präsentieren möchten. Also wird lieber nichts gesagt und still darunter gelitten. Daher möchte ich Dich dazu auffordern, relativ schnell über Deine Beckenbodenproblematik zu sprechen, wenn Du merkst: Da stimmt etwas nicht.

Es heißt zwar, dass es nie zu spät ist, mit Gymnastik und weiterführenden Therapien anzufangen, allerdings verschlechtern sich die Chancen mit jedem verschenkten Monat.

Die Beschwerden manifestieren und verschlimmern sich und es geht eher in die Abwärtsspirale, aus der man sich viel länger wieder nach oben arbeiten muss, als wenn man sich rechtzeitig darum gekümmert hätte. Deine erste Ansprechpartnerin darf auf jeden Fall Deine Hebamme sein. Sie kann Dir sehr gute Übungen zeigen, die Du regelmäßig allein durchführen kannst. Ich betone hier das Wort »regelmäßig«. Es ist nicht damit getan, wenn Du einmal in der Woche einen Rückbildungskurs besuchst. Erstens weiß ich, dass diese Kurse auch gerne mal nur stattfinden, um sich zu treffen und sich auszutauschen. Zweitens empfinde ich Kurse mit Baby als uneffektiv, da viel Zeit damit verbracht wird, das Baby zu beruhigen und zu stillen oder zu füttern.

Du hörst wahrscheinlich gerade ein Mitschwingen von Kritik in meiner Einstellung zu diesen Kursen. Nein, natürlich ist die Teilnahme nicht gänzlich für die Katz. Ich weiß, dass der Austausch mit anderen Müttern für Dich wichtig ist und einem der Budenkoller durch so was erspart bleiben kann. Zudem ist es gerade für alleinerziehende Mütter ein guter Anlaufpunkt, um Kontakte zu knüpfen. Dennoch solltest Du ehrlich zu Dir selbst sein und hinterfragen, ob Du wirklich effektiv geturnt hast oder eben nicht. Wenn Du eine andere Vorstellung von Deinem Kurs hattest und eher enttäuscht wurdest, begib Dich auf die Suche nach einem Ersatz. Rückbildungskurse, die von einer Hebamme durchgeführt werden, sind übrigens immer Leistung der Krankenkasse. Der Leistungsumfang beträgt zehn Stunden.

Folgende Tipps zur Rückbildung möchte ich Dir an die Hand geben:

- **Der Partner muss ebenfalls über die Bedeutung des Beckenbodens aufgeklärt sein.** Bei meinen Hausbesuchen beziehe ich daher auch immer den Partner beziehungsweise die Partnerin mit ein. Ich erwähne immer, dass eine Beckenbodenschwäche auch eine Auswirkung auf eine erfüllte oder eben auch nicht erfüllte Sexualität haben kann. Da erlebe ich schon oft die erste Schweigeminute und höre laut die Gedanken meines Gegenübers. Danach weise ich darauf hin, dass es nicht im Interesse des Partners sein kann, dass die Frau sehr lange Zeit ihres Lebens unter der Problematik Beckenbodenschwäche zu leiden hat. Es sollte also fairerweise auch genügend Zeit und Raum zur Verfügung gestellt werden, dass die Frau sich um ihren Körper kümmern kann, ohne dass sie das Baby bei sich hat.
- **In diesem Kontext weise ich auch noch einmal darauf hin, dass schweres Heben absolutes Gift ist und dass jegliche Unterstützung in dieser Hinsicht gewährleistet werden muss.** Mehr als fünf Kilo solltest Du tatsächlich eine ganze Weile nicht mit Dir herumtragen. Vielleicht wirst Du gerade schallend lachen und Dich fragen: »Wie soll ich das denn machen? Die ist ja lustig!« Du hast vollkommen recht, denn fünf Kilo sind schnell erreicht. Vor allem, wenn das eigene Kind schon 4700 Gramm bei der Geburt gewogen hat und vielleicht noch kleine Geschwisterkinder auf den Arm zu nehmen sind. Eine Babyschale für das Auto, die viele Frauen so dekorativ ums Handgelenk gewickelt haben, um damit durch den Supermarkt zu rennen, hat ja auch schon ein massives Eigengewicht und sprengt zusammen mit dem Baby definitiv schnell die Fünf-Kilo-Marke. Ich möchte nur, dass Du Dir bewusst machst, dass Dir mit jedem »Ich mache es mal schnell eben selbst« eher schadest. Einkäufe können unter Umständen so lange im Auto bleiben, bis ein anderer sie für Dich nach oben trägt. Ansonsten trage eher kleine Mengen verteilt über den Tag in die Wohnung. Eingeklappte, schwere Kinderwagen ins oder aus dem Auto zu hieven, sollte grundsätzlich in den ersten Wochen ausfallen.
- **Wenn Du Unterstützung brauchst und diese nicht durch den Partner oder die Partnerin gewährleistet werden kann,** weil sie permanent

auf Dienstreisen sind oder lange Arbeitszeiten etc. haben, gibt es die Möglichkeit, Freundinnen, Großeltern oder eine ehrenamtliche Person für Dich zu engagieren. Ich habe Dir am Ende des Buches (S. 174) einen Kontakt aufgeschrieben, unter dem Du diese Menschen vielleicht auch in Deiner Stadt finden kannst. Bitte überlege Dir auch, wie lange Du tatsächlich Dein Kind im Tragetuch oder Ähnlichem mit Dir herumtransportieren möchtest. Ich sehe manchmal Mütter, deren Kinder weit über das zweite Lebensjahr hinaus in der Trage durch die Welt geschaukelt werden. Ich verstehe jede Frau, die das tut, sie wird ihre Gründe dafür haben. Dennoch ist es eine Strapaze für die Muskelpartien, die uns nach unten hin abdichten.

Weitere Therapieformen für einen gesunden Beckenboden

Eine weitere Person, die Du bei Deinen Beschwerden mit ins Boot holen solltest, ist Deine Gynäkologin oder Dein Gynäkologe. Gynäkologen sind nicht nur diejenigen Personen, die Dir Einzelverordnungen für Beckenbodengymnastik bei einer Physiotherapeutin verordnen können, sondern sie beraten Dich über weitere Therapieformen, die Du zusätzlich in Anspruch nehmen kannst. Ich möchte das hier nur kurz ansprechen, damit Du schon einmal etwas dazu gehört hast. Es gibt die Möglichkeit, Gewichtskonen zu tragen, mit denen der Beckenboden trainiert werden kann. Es gibt Biofeedback-Geräte, die die Anspannung der Muskulatur messen und mit denen Du Deine Muskelkontraktionen trainieren kannst. Auch diese können verordnet werden. Bei leichten Senkungsbeschwerden können Pessare angepasst werden, die die Anatomie so korrigieren, dass der Druck der Organe nach unten abgefedert wird und der unwillkürliche Harnabgang gemildert wird. Bitte lasse Dich nicht entmutigen und hole Dir eine Zweitmeinung ein. Schon gar nicht, wenn Dir ein »Ich weiß nicht, was Sie haben. Es sitzt alles da, wo es sitzen soll! Das legt sich mit der Zeit« entgegengeschmettert wird. In diesem Fall buchst Du Dir bitte einen Termin bei einer Urogynäkologin oder einem Urogynäkologen in einem Beckenbodenzentrum. Sie sind tatsächlich die Spezialisten auf diesem Gebiet und machen den lieben langen Tag nichts anderes, als sich um Patienten mit Harninkontinenz zu kümmern. Insgesamt zählen dazu in Deutschland etwa zehn Millionen Frauen und Männer.

Das Problem mit der Inkontinenz

25 Prozent aller Frauen leiden unter einer Inkontinenz, das heißt im Klartext: Jede Vierte ist betroffen. Bei Männern sieht es etwas anders aus, da liegt der Betroffenheitsgrad bei ungefähr zehn Prozent. Wir können diese Zahlen auch noch weiter aufdröseln, da sich die Inkontinenz in ihren verschiedenen Formen noch weiter aufsplittet.

Bis zu 50 Prozent der Betroffenen leiden unter einer Stress- oder auch Belastungsinkontinenz. Dabei geht ungewollt Harn ab, zum Beispiel bei körperlicher Belastung. Klassische Beispiele hierfür sind bei einer Mutter das Trampolinspringen und Luftballonaufblasen, Husten und Niesen, Treppensteigen oder schnelle Laufen, wenn man den Kindern oder dem Bus hinterherhechtet. Dabei wird übrigens kein Harndrang verspürt. 17 Prozent der Betroffenen leiden unter einer Dranginkontinenz. Bei gering gefüllter Blase geht plötzlich und völlig unverhofft Harn ab, sodass der rechtzeitige Gang zur Toilette gar nicht machbar ist. Beide Formen können sich auch vermischen, was dann den restlichen Prozentsatz ausmacht. Der Worst Case ist natürlich die Stuhlinkontinenz. Auch das habe ich schon erlebt. Glücklicherweise ist dies sehr selten und steht oft in Zusammenhang mit einer sehr schweren Geburtsverletzung, nämlich dem Dammriss dritten oder vierten Grades, bei dem der Afterschließmuskel an- beziehungsweise vollständig bei der Geburt durchgerissen wurde. Die Häufigkeit ist relativ gering, allerdings muss diese Verletzung schnell versorgt und ernst genommen werden. Schonung ist danach unerlässlich.

NUR FÜR DICH ZUR INFO

Wenn Du Dir noch einmal die Zahlen ansiehst, fragst Du Dich vielleicht, warum Männer von Beckenbodenproblemen weniger betroffen sind. Ist doch klar! Die kriegen ja auch keine Kinder. Ist ja keine Neuigkeit. Dennoch sind die Probleme, die bei Männern auftreten können, nicht weniger relevant. Es kann zu einem vorzeitigen Samenerguss, zu Erektionsstörungen, Impotenz, Drangproblemen und Schmerzen beim Wasserlassen kommen. Auch hier besteht also ein sehr großer Leidensdruck, der unbedingt ärztlich und therapeutisch begleitet werden muss.

Uns Frauen hat die Natur mit einer Besonderheit ausgestattet, die es uns erlaubt, uns auszudehnen: das Bindegewebe. Bei uns Frauen ist es lockerer verbunden und so aufgebaut, dass die elastischen Fasern und Kollagene parallel angeordnet sind. Bei Männern gibt es noch Querstreben, sodass ein Gitternetz vorliegt, was natürlich viel knackiger und stabiler ist. Leider beschert uns Frauen das die Cellulitis: Fettzellen können sich bei uns durch die Lamellen viel eher durchmogeln als bei unserem männlichen Gegenpart. Denn da herrscht quasi eine gefängnisartige Situation für die lieben Fettzellen. Da ist das Durchquetschen durch die Gitterstruktur erschwert und Dellen bilden sich seltener.

So, nun hätten wir diesen Punkt geklärt und Du musst Dich eigentlich nie wieder über Deine Orangenhaut ärgern. Ja, natürlich kann man Sport machen, abnehmen, cremen, massieren, viel trinken, auf Alkohol und Nikotin verzichten und so weiter, aber hundertprozentig werden wir dieses Problem eher nicht in den Griff bekommen. Dafür fehlen uns einfach diese verdammten Querstreben! Und natürlich hat diese ganze Bindegewebssituation auch wieder einen Einfluss auf unseren Beckenboden, denn dieser ist schlussendlich eben ein komplexes Geflecht aus Bindegewebe und Muskulatur, das im Becken aufgehängt und mit den Beckenknochen verankert ist.

Die Mitte der Kraft ist unser Beckenboden

So, und wie sieht das denn jetzt eigentlich so aus in unserem Becken?

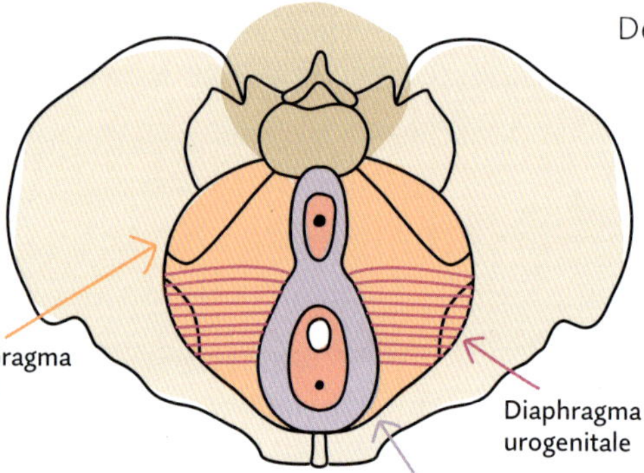

Den Beckenboden kannst Du Dir wie eine Hängematte vorstellen, die eine Haltefunktion für die inneren Organe, wie Deine Gebärmutter, Darm und Harnblase, übernimmt. Der Beckenboden muss ganz schön was aushalten, denn er sorgt dafür, dass der abdominale Druck, der durch das Anspannen der Bauchdecke entsteht, ausgeglichen wird, dann nämlich, wenn Du zum Beispiel hustest, lachst, hüpfst oder schwere Gegenstände durch die Gegend schleppst. Um sich bei der Geburt ausdehnen zu können, ist der Beckenboden elastisch. Er besteht aus drei übereinanderliegenden Muskelpartien, die eine Dicke von ungefähr vier Zentimetern aufweisen.

Und hier kommen mal die Fachtermini für Dich, damit Du weißt, wie man die unterschiedlichen Muskelpartien auch einzeln ansprechen darf und wo sie lokalisiert sind.

Anatomisch ist der Beckenboden unterteilt in:

- **Diaphragma pelvis,** eine schalenförmige Muskelplatte, die die Organe hauptsächlich trägt. Durch einen Spalt (Levatorspalt) wird Platz für die Harnröhre, Vagina und den After gemacht.

- **Diaphragma urogenitale,** eine Muskel-Sehnen-Platte, die an den Schambeinästen ansetzt und sich quer über dem Levatorspalt aufspannt.
- **Äußere Muskelschicht,** eine achtförmige Muskelschlinge, die sich aus mehreren paarig verlaufenden Muskeln zusammensetzt, die um die Vagina und den Afterschließmuskel verlaufen.

Wenn uns jemand nach einer vaginalen Geburt dazu auffordert, den Beckenboden anzuspannen, fällt uns das oft schwer. Es fühlt sich alles irgendwie »warm, weich und dunkel« an und wir müssen uns sehr stark darauf konzentrieren, dass überhaupt was passiert. Selbst wenn wir uns zum Pieseln aufs Klo setzen, können wir es einfach nur »laufen« lassen, bis es irgendwann von allein wieder aufhört. Die gute Nachricht aber ist: Das bleibt nicht so. Es wird ein paar Tage, manchmal auch Wochen dauern, bis wir uns da unten wieder ganz »zu Hause« fühlen. Natürlich spielen auch noch Verletzungen im Dammbereich eine Rolle, darüber hast Du ja im vorherigen Kapitel schon gelesen.

Es kann passieren, dass in der Klinik schon einen Tag nach der Entbindung zackig die Zimmertür aufgerissen wird und Dir ein überdynamischer Physiotherapeut (oder auch eine Physiotherapeutin) die Bettdecke klauen möchte. Hoch motiviert wirst Du dazu aufgefordert, mal eben Deine Beckenbodenschichten anzusteuern und zusammenzuziehen. Ich werde schon bei dieser Vorstellung völlig müde, denn oftmals fühlen wir uns nach einer Geburt so, als ob uns ein Lkw überfahren hätte, und alles tut weh. Nackenverspannungen, Schmerzen in den Oberarmen und am Po und Damm sowieso. Und natürlich macht auch die eine oder andere Kaiserschnittnarbe spürbar auf sich aufmerksam. Und ganz ehrlich, ein Patient, der gerade einen entzündeten Blinddarm operiert bekommen hat, wird auch nicht mit Gymnastik gequält. Also, vielleicht sollten Frauen kurz nach der Geburt auch einfach mal in Ruhe gelassen werden, bis sie sich selbst wieder einigermaßen sortiert haben. Viel sinnvoller fände ich Massagen, die beruhigen, entkrampfen und einfach nur guttun. Vielleicht wäre das auch etwas, was Du Dir von lieben Menschen zur Geburt schenken lassen könntest: einen Gutschein über mehrere Sitzungen bei einer Physiotherapeutin und/oder Osteopathin. Denk noch mal an meine Mütter aus Kapitel 1! Diese werden häufig mit Aromaölmassagen verwöhnt und sind deutlich weniger verspannt, was sich übrigens auch positiv auf das Stillen auswirkt. Also: Du fängst mit kleinen Übungen erst dann an, wenn Du wirklich bereit dazu bist. Oft ist der Zeitpunkt gekommen, wenn Du schon wieder einige Tage zu Hause bist und Dich Deine Hebamme besucht.

ÜBUNGEN FÜR DAS BECKENBODENTRAINING

Es reichen wenige Minuten täglich für ein Beckenbodentraining aus. Bleibe dazu liegen, so ist es am entspanntesten für Dich. Deine Beine kannst Du dabei ruhig aufstellen. Versuche, beim Ausatmen den Beckenboden leicht anzuspannen. Vielleicht hast Du nur für ein bis zwei Sekunden das Gefühl, dass Dir das gelingt und Du die Spannung halten kannst. Das wird Tag für Tag besser klappen.

Du kannst folgende Variante einbauen: ausatmen – Beckenboden aktivieren – das Schambein in Richtung Nasenspitze kippen – die Bauchdecke ebenfalls nach innen oben ziehen – halten – weiteratmen und lösen. Noch eine kleine dritte Variante: ausatmen – Beckenboden aktivieren – das Schambein in Richtung Nasenspitze kippen – die Bauchdecke wieder nach innen oben ziehen – parallel die Fersen in die Matratze drücken – die Spannung halten – weiteratmen und lösen. (Uff!)

Eine nette Übung kannst Du auch zweimal in Deinen Alltag integrieren, während Du Deine Zähne putzt: ausatmen – Beckenboden aktivieren – Bauchnabel nach innen oben ziehen – auf die Fußspitzen stellen – Spannung halten – Zähne putzen – entspannen und erneut beginnen.

Der Beckenboden hat es übrigens ganz gerne, wenn Du etwas höhere Schuhabsätze anziehst. Vielleicht hast Du noch etwas Passendes im Schrank, was Du mal ausprobieren kannst, fünf Zentimeter ungefähr! Dein Becken ist durch die höheren Schuhe in aufgerichteter Position, Du läufst dadurch nicht so gekrümmt wie viele andere. Ich muss unwillkürlich immer an »Evolution rückwärts« denken, denn wenn das so weitergeht, laufen wir wieder alle so herum wie die Affen. Es fehlt tatsächlich vielen Menschen an Haltung. Ach was! Na ja, ich meine auch im anatomischen Sinn.

Und hier kommt meine Quizfrage an Dich:
Woran erkennt man bei einer Frau, dass sie ein Kind geboren hat? An ihrer schlechten Körperhaltung! Gekrümmt, runder Rücken, Schultern nach vorne. Warum das Ganze? Mangelnde Kraft des Beckenbodens, der Bauch- und Rückenmuskulatur. Ein Trio, das sozusagen eine Arbeitsgemeinschaft gebildet hat und sich auch mal gegenseitig vertreten kann, falls einer ausfällt. Allerdings geht das alles oft nicht ohne Gemotze der Gegenspieler vonstatten, denn der Rücken meldet sich mit Rückenschmerzen, der Bauch mit Verdauungsproblemen und der Beckenboden lässt eben einfach mal alles laufen oder quietscht lustig vor sich hin.

So, und ich glaube, jetzt sind wir an einem Punkt angekommen, wo alle verstanden haben, dass es durchaus Sinn ergibt, sich um seinen Körper zu kümmern, und wir auch keine Ausreden mehr vorschieben sollten.

Muskeln und Haltung – Tipps von einer Sportwissenschaftlerin

Ich habe für Dich eine Expertin eingeladen, die sich den lieben langen Tag um die Themen Haltung, Beckenboden, Rektusdiastase und Rückenprobleme kümmert. Ich möchte Dir Carolin Tengelmann vorstellen, die Sportwissenschaftlerin ist und sich auf die körperliche Gesundheit von Frauen während und nach der Schwangerschaft spezialisiert hat. Auch sie war selbst von einer größeren körperlichen Einschränkung nach den Geburten ihrer eigenen Kinder betroffen und hat daher ein Programm entwickelt, das die Tiefenmuskulatur trainiert. Mit ihrem Programm unterstützt sie die Erhaltung der körperlichen Stärke während der Schwangerschaft und hilft beim Aufbau nach der Geburt.

Carolin hat netterweise unter diesem QR-Code einen kostenlosen Videokurs für Dich zur Verfügung gestellt. Falls Du Fragen an Carolin hast, Du findest ihren Kontakt weiter hinten im Buch (S. 172).

Rektusdiastase – was ist das?

Rektusdiastase – hört sich erst mal kompliziert an und meistens denken Menschen, denen ich von meiner Arbeit erzähle, erst mal an den Po. Dabei bezieht sich der Begriff »Rektus« auf die lateinische Bezeichnung des geraden Bauchmuskels, »Musculus rectus abdominis«, auch bekannt als Sixpack. Als »Diastase« bezeichnet man die Lücke, die zwischen Dingen entsteht, die eigentlich zusammengehören – in diesem Fall Deine gerade Bauchmuskulatur. Diese Lücke kann angeboren sein, sie kann sich aber auch bei jedem, der

Bauchmuskeln hat, also Männer und Frauen gleichermaßen, im Laufe des Lebens entwickeln.

Jetzt haben wir von den Bauchmuskeln gesprochen, die nicht mehr aneinanderliegen. Das primäre Problem mit der Diastase liegt aber nicht an einer vermeintlich schwachen Muskulatur, sondern in der Lücke, also an dem Gewebe, welches die rechten und linken Muskelbäuche mittig miteinander verbindet. Die Linea alba, die Sehnenplatte, an der die geraden und schrägen Bauchmuskeln aufgehängt sind, ist bei einer Rektusdiastase überdehnt und dadurch deutlich dünner und schwächer. Wenn sie nicht bereits angeboren ist, kann sie durch anhaltenden, wiederkehrenden Druck (Übertraining, Übergewicht) auf die Bauchwand oder über punktuell hohen Druck (Bauchoperationen) verursacht werden. Das Bindegewebe ist nicht mehr in der Lage, die Muskeln an ihrem eigentlichen Platz zu halten. Warum reden wir gerade jetzt darüber? Du bist im Wochenbett und ich kann dir zu 99 Prozent garantieren, dass Du gerade eine Rektusdiastase hast, da Dein Bauch monatelang Platz gemacht hat für Dein wachsendes Baby. Du glaubst mir nicht? Gehe einmal beherzt im Liegen mit Deinem Zeigefinger in die Tiefe in Deinem Bauchnabel und fühle, ob Du Deinen Puls spürst. Ja? Ein sicheres Zeichen für geschwächtes Gewebe Deiner Linea alba und somit einer Rektusdiastase. Und ja, es geht fast jeder Mutter so. Sekunde, Du bist noch gar nicht im Wochenbett?! Perfekt! Denn Du kannst schon in der Schwangerschaft etwas für Deinen Bauch beziehungsweise gegen die Rektusdiastase tun. Dein Baby nimmt sich nämlich nicht nur den Platz, den es braucht, sondern den, den es bekommt.

Zurück zum Bauch: Deine Bauchmuskulatur ist im Zusammenspiel mit der Rückenmuskulatur als Teil der Rumpfmuskulatur maßgeblich verantwortlich für Deine aufrechte Haltung. Die sogenannte Rumpfkapsel besteht zusätzlich aus Deinem Beckenboden und wird oben vom Zwerchfell abgeschlossen. Somit sind in der Schwangerschaft zwei von vier Seiten der Rumpfkapsel extrem beansprucht worden: der Beckenboden und die Bauchwand. Damit die Rumpfkapsel einigermaßen im Gleichgewicht bleibt, versucht vor allem der Rücken auszugleichen. Mal ehrlich, wer hatte in der Schwangerschaft nicht das eine oder andere Mal Rückenschmerzen wie nie zuvor?

Du ahnst es bereits: Es ergibt durchaus Sinn, das Wochenbett tatsächlich im Bett liegend zu verbringen. Jedes Mal, wenn Du aufstehst, arbeitet Deine Rumpfkapsel daran, Dich aufrecht zu halten. Das gilt in der Anfangsphase auch für das aufrechte Sitzen. Der Bauch will, kann aber wenig helfen, der Beckenboden bekommt den ganzen Druck von oben und der Rücken eilt zur Rettung und ist überfordert.

Alltagstipps, um Deine Diastase zu schonen:

- **Immer über die Seite aufstehen und hinlegen.** Vermeide es nach Möglichkeit, aus der Rückenlage direkt in den Sitz zu gelangen und andersherum. Generell solltest Du keine Crunch-Bewegung (wie beim Sit-up) durchführen, sprich, Dich nach vorne beugen.
- **Vermeide schweres Heben und Tragen.** Überlass das Deinem Partner und wenn es doch mal nicht anders geht, bitte hebe aus den Knien. Wenn Du Dich belastest, zum Beispiel wenn Du Dein Baby trägst, versuche, den Rücken möglichst gerade zu halten, zieh dein Schambein in Richtung Nabel und Deinen Bauchnabel zur Wirbelsäule nach innen. Das ist rücken-, beckenboden- und diastasefreundlich.
- **Pressen beim Stuhlgang vermeiden.** Stelle Deine Füße erhöht ab, damit Du in eine entspannt gehockte Position kommst, in der Du einfach loslassen kannst.
- **Husten und Niesen über die Schulter,** Bewegung wie beim Schulterblick im Auto. Das verringert den Druck auf Beckenboden und Bauchwand.
- **Insgesamt in Ruhephasen eher liegen als sitzen.**

Die Rektusdiastase kann viele Auswirkungen auf Deinen Körper haben, bei denen Du nicht an Deine Bauchdecke denken wirst. Ich selbst hatte mit für mich nie da gewesenen Periodenschmerzen zu kämpfen, hatte meinen Beckenboden nicht unter Kontrolle und Rückenbeschwerden ohne Ende. Nach jedem Essen trug ich erst einen Blähbauch vor mir her, um mir dann eine Wärmflasche gegen meine Magenkrämpfe auf den Bauch zu legen. Patientinnen und Patienten klagen über Reflux, anderen wurde bereits ein Reizdarmsyndrom diagnostiziert. Viele berichten zusätzlich von erhöhtem Harndrang.

Ich empfehle Dir, den ersten »richtigen« Rektusdiastase-Test erst am Ende des Wochenbetts durchzuführen. Egal, wo Du ihn machst: Miss den Abstand zwischen den Muskelbäuchen mit abgelegtem Kopf. Das Kopfanheben bringt Deine geraden Bauchmuskeln auf Vollspannung und erleichtert Dir das Ertasten der Muskelbäuche, aber verfälscht dein Ergebnis. Wenn Du die oben genannten Tipps befolgt und die Übungen aus dem Wochenbettkurs durchgeführt hast, ist Deine Chance ganz gut, dass Du Deine Diastase verbessert hast. Laut einer Studie von 2016 haben 60 Prozent der Frauen noch sechs Wochen nach ihrer ersten Geburt eine Rektusdiastase. Ärgere Dich also nicht, wenn Deine nicht geschlossen ist.

Zwei Tipps möchte ich Dir noch für die Zeit nach dem Wochenbett mitgeben:

1. **Vermeide Bewegungen und Übungen,** auch im Rückbildungskurs, die Deine gerade oder seitliche Bauchmuskulatur beanspruchen. Eine Rektusdiastase kann sich auch wieder öffnen!

2. **Dein Baby hat ziemlich sicher auch eine Diastase,** die sich in der Regel bis zum fünften Lebensjahr schließt. Daher hebe es über die Seite auf und achte darauf, dass es nicht zu oft nach vorne gebeugt sitzt.

Ich habe noch eine weitere Frau mit an Bord geholt, der ebenfalls die Gesundheit von Frauen sehr am Herzen liegt und die eine perfekte Ergänzung zu Carolin ist. Ich spreche von Luisa Harisch, die nicht nur Yogalehrerin und Doula, sondern auch selbst Mutter von zwei Kindern ist. Sie begleitet Frauen durch ihre besonderen Phasen des Lebens, nämlich Schwangerschaft, Geburt und Wochenbett, und das auf eine sehr liebevolle Art. Carolin, Luisa und ich sind uns in einem Punkt sehr einig, der da lautet: Wir Frauen müssen uns bewegen, um unsere Gesundheit zu stärken und zu erhalten. In welcher Form auch immer.

Mach den Sport zu Deinem Verbündeten

Wir sind fest davon überzeugt, dass es irgendeinen Sport für Dich geben wird, der Dir richtig Spaß macht. Denn das ist die Grundvoraussetzung dafür, dass man auch wirklich am Ball bleibt. Es nützt nichts, wenn Dich Deine beste Freundin in einen Kurs schleift, den Du dann nur wegen Deiner besten Freundin machst.

Achtung!

Nach Geburten sind folgende Sportarten für Dich besonders zu empfehlen: Yoga, Pilates, Walken, Schwimmen und Tanzen.

Tennis, Joggen und alles andere, wo Du viel hüpfen und eine starke Wucht nach unten hast, ist erst mal nicht zu empfehlen. An diese Sportarten solltest Du Dich erst langsam wieder herantasten, zum Beispiel nachdem Du durch Carolins Übungen Deine Tiefenmuskulatur gestärkt hast.

Mit Yoga durchs Wochenbett – Tipps und Übungen für zu Hause

Luisa hat für Dich noch einmal eine yogische Sichtweise auf die Zeit nach der Geburt aufgeschrieben und mit ein paar Übungen versehen, die durchaus zur Nachahmung empfohlen sind.

Im Yoga wird die Geburt als ein magischer, kraftvoller und lebensverändernder Akt gesehen, der das Leben von allen Beteiligten auf den Kopf stellt – auf die wundervollste Art und Weise. Im Yoga steht neben dem Neugeborenen die Mutter im Fokus, beide benötigen in der Zeit nach der Geburt sehr viel Zuwendung, Fürsorge und Liebe. Du solltest im ersten Schritt nach der Geburt immer wieder auf dem Bauch liegen, um die Rückbildung zu unterstützen, so finden die Organe wieder zurück an ihren ursprünglichen Platz und die Gebärmutter bildet sich zuruck. Wenn die Brust in der Bauchlage sehr schmerzt, dann leg Dir ein üppig gefülltes Kissen unter den Bauch. Ein tiefes Ein- und Ausatmen ist ebenfalls sehr wichtig. Nimm Dir immer wieder Zeit, beispielsweise während des Stillens, ganz bewusst tief ein und vollständig auszuatmen.

Auch im Yoga ist vorgesehen, dass in den ersten zehn Tagen eine strenge Bettruhe eingehalten und 40 Tage nach der Geburt nur sehr wenig herumgelaufen wird sowie sonstige Anstrengungen vermieden werden.

Folgende Übungen im Sitzen (!) helfen:

- **Wichtig ist gerades, aufrechtes Sitzen.** Damit es nicht so anstrengend wird, kann man sich ein Handtuch unter den Popo legen.
- **Schulterkreisen:** Bring dafür Deine Handinnenflächen auf die Schultern und schreibe zunächst kleine und dann immer größer werdende Kreise mit Deinen Ellenbogen.

- **Seitliche Flanke öffnen:** Lege eine Hand auf den Boden und öffne Dich mit der anderen Hand nach oben, lass Länge entstehen und mit der nächsten Ausatmung bring Deine Hand über Dich zur Seite, sodass Du die gegenüberliegenden Rippen öffnen kannst und die Weite wahrnehmen kannst – wechsle nach ein paar Atemzügen die Seite.
- **Schulterbereich öffnen:** Lege Deinen rechten Ellenbogen in die Beuge des linken Ellenbogens. Beuge die Unterarme, sodass die Finger nach oben zeigen, die Handrücken liegen aneinander. Nun versuche, die Finger der rechten Hand in die Handinnenfläche der linken Hand zu legen. Sollte Dir das nicht gelingen, kannst Du mit der linken Hand den rechten Daumen greifen. Entspanne bewusst die Schultern, während Du die Ellenbogen nach vorn und oben ziehst. Dein Kinn darfst Du sanft zur Halsgrube neigen. Wechsle auch hier nach ein paar Atemzügen die Seite.

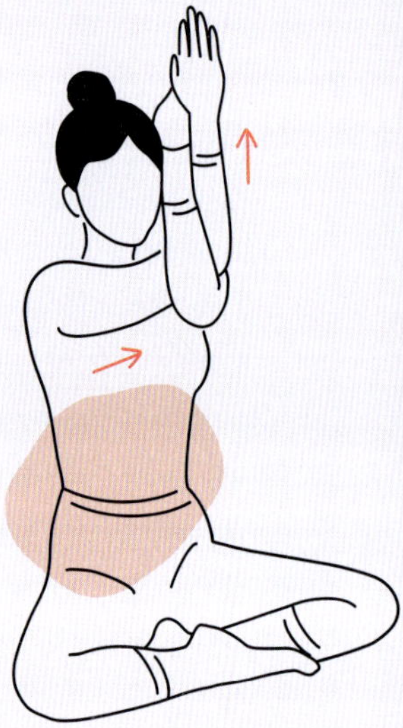

- **Brustbereich weiten:** Nimm einen Schal mit beiden Händen, strecke die Arme zur Decke und ziehe den Schal auseinander, dabei lässt Du Deine Arme sanft nach hinten sinken. Nimm die Weite im Herz und Brustbereich wahr. Nimm fünf tiefe Atemzüge und löse die Übung auf, indem Du die Arme auf Deinen Schoß sinken lässt.
- **Die Wirbelsäule im Sitzen durchbewegen:** Ausatmung – Du machst Dich rund, Einatmung – leichtes Hohlkreuz.
- **Sufi-Kreise mit dem Oberkörper machen:** Kreise dafür Deinen Oberkörper ganz intuitiv in eine Richtung und wechsle dann die Richtung. Die Kreise dürfen ganz klein oder ganz groß sein.
- **Nackendehnen:** Bewege Deinen Kopf nach vorne, rechts und links und schreibe ganz sanfte und langsame Halbmonde mit dem Kopf. Spüre für ein paar Sekunden die Dehnung und bewege den Kopf dann langsam in die Ausgangsposition zurück.

Nach zehn Tagen kannst Du diese Übungen mit weiteren Übungen im Vierfüßlerstand ergänzen:

- **Deine Wirbelsäule ganz frei und intuitiv durchbewegen:** Kreise nach rechts und links schreiben mit Deinem Beckenboden. (Stell Dir vor, dass an Deinem Steiß ein Stift befestigt ist, mit dem Du die Kreise schreibst.)
- **Schultern stärken und öffnen:** Eine Hand mit der Einatmung nach oben zur Decke öffnen und dann mit der Ausatmung durch die gegenüberliegende Achselhöhle hindurchziehen, ein paarmal dynamisch und dann statisch halten. Wenn die Hand und Schulter am Boden sind, gerne auch eine Schläfe ablegen und zur Hand blicken. Danach die Seite wechseln.

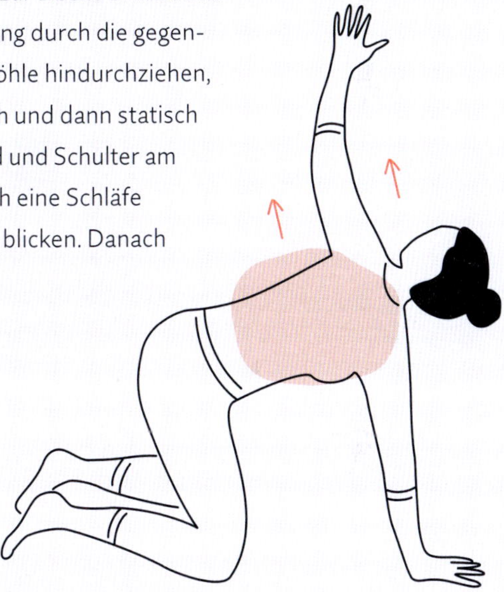

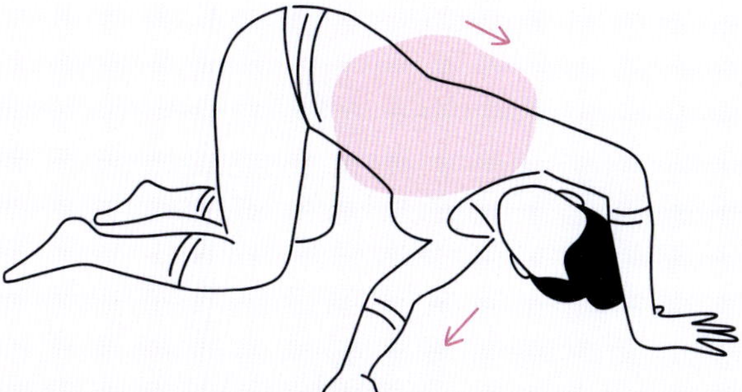

- **Katze und Kuh:** Ausatmung – Du machst Dich rund, Einatmung – Du öffnest Dich, kommst in ein leichtes Hohlkreuz und blickst ans vordere Ende Deiner Yogamatte (bitte nicht überstrecken in der Halswirbelsäule). Die Katze-Kuh-Bewegung ein paarmal wiederholen.

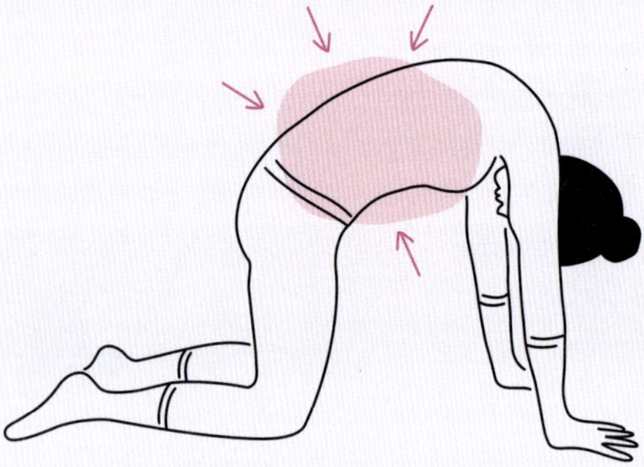

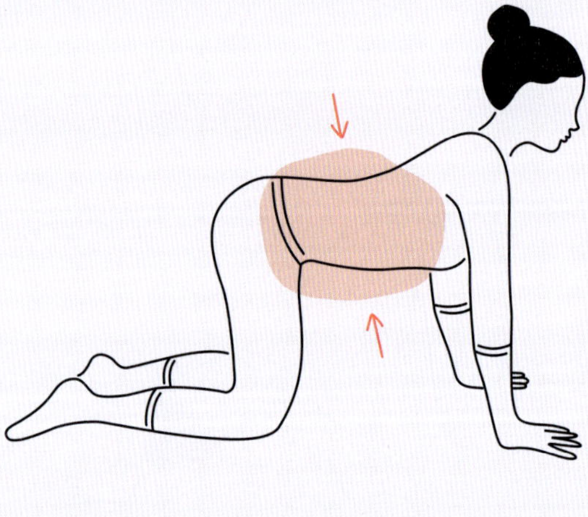

Du hast vielleicht bemerkt, dass dieses Kapitel irgendwie besonders lang geworden ist. Ja, das stimmt. Ich finde, dass der Beckenboden immer noch eines der Tabuthemen ist, die mehr Aufmerksamkeit und Mut erfordern. Ich erzähle Dir das, weil ich auch eine der betroffenen Frauen bin, die zu den 25 Prozent gehören. Ich habe einen langen Leidensweg über viele Jahre hinter mir. Nach sieben Geburten von »Wuchtbrummen« mit 4700 bis 5000 Gramm Geburtsgewicht kannst Du Dir vielleicht vorstellen, wie es mir erging, als ich mit etwas über 40 Jahren in die Perimenopause geschlittert bin. Da fing der ganze Spaß nämlich erst richtig an. Ich habe eine Odyssee von Ärztebesuchen hinter mir. Die Behandlungsvorschläge waren dabei wenig hilfreich. Äußerungen von »Das sitzt doch alles da, wo es sitzen soll« bis »Die Gebärmutter muss wohl raus« ließen mich schier verzweifeln. Ich habe fünf Jahre Rotz und Wasser geheult und konnte am Ende noch nicht mal mehr einen Liter Milch vom Supermarkt zum Auto tragen, ohne dass sich mein Unterleib gemeldet hat. Ich bin durch einen Zufall an eine Ärztin geraten, die seit mehreren Jahrzehnten nichts anderes behandelt als Beckenbodenbeschwerden. Ich hatte erstmalig Vertrauen in die Kompetenz einer Ärztin! Sie war meine Rettung und konnte mir durch eine OP helfen, ein beschwerdefreies Leben zu führen, was ich aber durch Eigenleistung, nämlich gezielten und regelmäßigen Sport, unterstützen muss. Das ist aber natürlich noch nicht alles, denn der Beckenboden hat es nicht so gerne, wenn wir ihn durch hohes Körpergewicht strapazieren. Auch darüber müssen wir sprechen, insbesondere deshalb, weil ein hohes Körpergewicht von Frauen mittlerweile in den sozialen Medien gefeiert wird. Es wird damit leider schon ein Grundstein für Probleme in den späteren Lebensjahren gelegt.

Ich möchte niemandem zu nahe treten, aber das Wochenbett ist auch eine Zeit, die wir zum Nachdenken haben und wo sich viele Weichen für Veränderungen stellen lassen. Veränderungen, weil die Wichtigkeit der eigenen Person endlich erkannt wird und ohne Deine Gesundheit, Deine Kraft und Deine Stärke nun mal ganz vieles im Kontext »Familie und Mutter sein« nicht laufen wird.

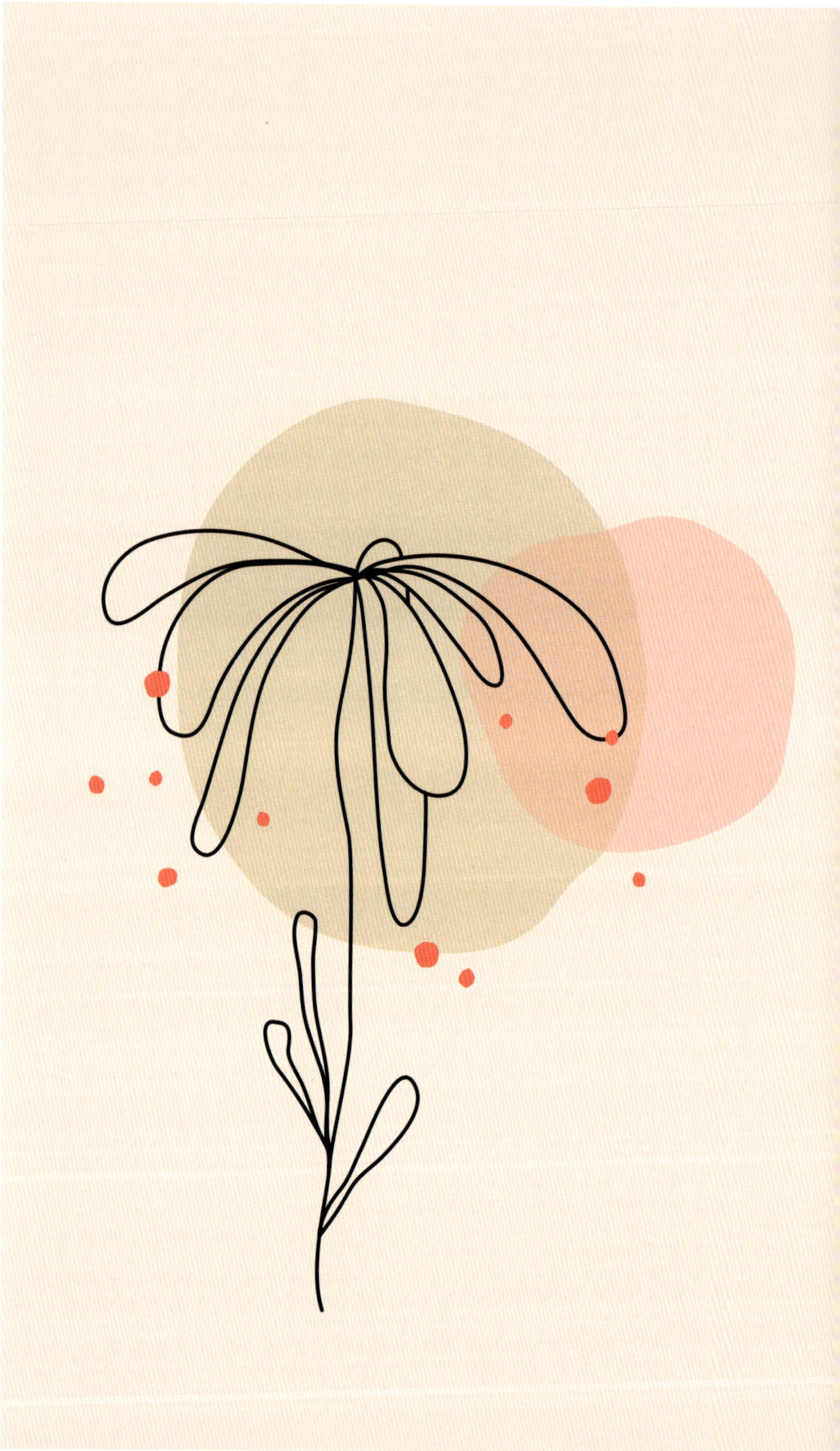

11 KAPITEL

Wenn die Seele Hilfe braucht

Über Wochenbettdepressionen und Traumen spricht man (nicht)!

Vielen Frauen passiert es, dass das seelische und emotionale Gleichgewicht nach der Geburt gestört ist, und viele stehen dem hilflos gegenüber.

11

Wenn ich die letzten 25 Jahre meiner Berufstätigkeit Revue passieren lasse, fällt mir die relativ hohe Zahl an Frauen auf, die unter einer leichten bis mittelschweren oder schweren Wochenbettdepression litten. Die Statistik sagt, dass ungefähr jede sechste Frau und jeder zehnte Mann nach der Geburt des Kindes an einer Depression erkrankt. Als Hebamme entwickelt man mit der Zeit ein Gefühl dafür, wenn etwas nicht stimmt, sobald man durch die Tür kommt. Eine Schwere liegt in der Luft, die es schnell zu analysieren gilt. Denn eins ist ganz klar: Die Frau braucht Hilfe!

Nicht immer öffnen sich die Frauen sofort. Manche versuchen, die Situation zu überspielen, obwohl die Wasserkante in den Augen stetig nach oben wandert. Zunehmend ist eine Antriebs- und Lustlosigkeit, ein Desinteresse an der Umwelt und auch am eigenen Kind zu erkennen. Stetiges Grübeln und auch ein Gefühl der Sinnlosigkeit gegenüber dem eigenen Leben dominieren den Tag. Manche Frauen schaffen es nicht mehr, auf ihre Körperpflege zu achten, leiden unter Appetitlosigkeit und können den Alltag nicht mehr bewältigen. Kleinigkeiten sind plötzlich große Hürden.

Oft ist es auch der Partner oder die Partnerin der Frau, die den ersten Hinweis dazu gibt, dass sich die Wöchnerin verändert hat. Daher kann ich nur immer wieder daran appellieren, dass Partner und Partnerinnen bei möglichst vielen Treffen mit der Hebamme anwesend sind.

Schon bei den Vorgesprächen in der Schwangerschaft und auch in einem Geburtsvorbereitungskurs werden viele Symptome besprochen, die im Wochenbett auftreten können. Je besser alle informiert sind, umso schneller kann geholfen werden. Eine Wochenbettdepression kann zu jeder Zeit im ersten Lebensjahr auftreten und mehrere Monate anhalten, während der Babyblues eher ein kurzfristiges Phänomen ist, das sich nach einigen Tagen wieder beruhigt.

Was wir Dir als Fachfrauen gerne auf diesem Weg mitgeben möchten, wenn Dich eine Depression betreffen sollte

Du bist nicht allein mit dieser Situation. Viele trauen sich nicht, darüber zu sprechen, weil sie denken, es sei ein Makel. Nein, das ist es nicht. Es muss Dir nichts, aber auch gar nichts peinlich sein. Die Heilungschancen sind sehr gut. Oftmals hilft es schon, wenn Dir der Stress in Deiner neuen Lebenssituation genommen wird. Dazu können viele Menschen mit ins Boot geholt werden, die Dich unterstützen und sich um Dein Baby kümmern, damit Du Dich ausruhen, viel schlafen und auch bei Spaziergängen erholen kannst. Es ist wissenschaftlich nachgewiesen, dass ein Nährstoffmangel Depressionen begünstigen kann. Es fehlt meist an gehirnaktiven Nährstoffen wie Vitamin B_6 und B_{12}, Vitamin D, Magnesium, Folsäure und Omega-3-Fettsäuren. Auch das Hormon Serotonin, das unter anderem im Dünndarm produziert und in der Magen- und Darmschleimhaut gespeichert wird, weist einen Mangel auf. Das Serotonin ist eine Vorstufe des Schlafhormons Melatonin und fungiert als Überträgersubstanz. Es ist quasi der Postbote, der unter anderem dafür sorgt, dass unser Blutdruck, unser Schlaf, die Körpertemperatur und unsere Verdauung funktionieren. Zudem hat Serotonin eine antidepressive Wirkung, daher wird dieses Hormon auch als Glückshormon bezeichnet.

Durch permanente Stresssituationen, ausgelöst zum Beispiel durch ein schreiendes Kind, Schlafmangel, Beziehungsprobleme, finanzielle Sorgen etc., befinden wir uns im stetigen Fluchtmodus. Dadurch verändert sich nicht nur der Hormonstatus, der sich im Wochenbett sowieso in einem ständigen Auf und Ab befindet, sondern auch unser Immunstatus ist irgendwann davon betroffen. Das heißt, dass die Infektanfälligkeit zunimmt.

ACHTE AUF DEINE VITAMIN-D-VERSORGUNG

Einen kleinen, aber doch sehr Erfolg versprechenden Tipp habe ich noch für Dich: Wir betrachten dazu noch einmal das Vitamin D. Auch im Zusammenhang mit einer der Vorsorgen, die bei Deinem Kind durchgeführt werden, wird unweigerlich das fettlösliche D-Vitamin ins Spiel kommen, das übrigens auch als Hormon eingestuft wird. Vitamin D spielt in Kombination mit Sonnenlicht eine große Rolle bei der Einlagerung von Kalzium in Deine Knochen. Wenn wir unter einem Mangel an Vitamin D leiden, kann das bei Erwachsenen unter anderem dazu führen, dass sich Mineralstoffe aus der Knochensubstanz lösen und sich der Knochen erweicht. Dieses Phänomen wird Osteomalazie genannt. Vielleicht hast Du auch schon einmal den Begriff der Rachitis gehört, der dafür in der Kinderheilkunde verwendet wird. Im Straßenbild fallen einem gelegentlich ältere Damen auf, die einen sogenannten Witwenbuckel haben, was eine Folge der Osteomalazie ist.

Neben dem Vitamin-D-Mangel wird die Erkrankung durch eine erhöhte Aufnahme von Nikotin begünstigt, da dadurch der Vitamin-D- und Vitamin-C-Verbrauch steigt. Vermehrter Alkoholkonsum bildet Stoffe, die Vitamin D abbauen und damit eine Aufnahme von Kalzium verhindern, erhöhter Kaffeekonsum begünstigt einen Kalziummangel, Bewegungsmangel führt zu einer verminderten Einlagerung von Kalzium in die Knochen.

Warum mache ich hier diesen extraweiten Exkurs für Dich? Weil Du damit vielleicht besser verstehen kannst, dass das Felder sind, die für die Erhaltung der Frauengesundheit von Bedeutung sind. Durch Schwangerschaften und Stillzeiten können wir nährstofftechnisch stark in eine Unterversorgung geraten, was uns verschiedenste Symptome und Einschränkungen für unser weiteres Leben beschert. Ich garantiere Dir, dass die meisten Frauen, die unter einer Wochenbettdepression leiden, auch immer einen Vitamin-D-Mangel aufweisen. Deswegen sollte Dich der erste Gang zum Arzt und zur Blutabnahme führen. Auch ein verstärkter Eisenmangel kann eine depressive Stimmung begünstigen. Und natürlich haben wir unter der Geburt den Blutverlust, der nicht selten überproportional groß ist.

Achtung!

Ein guter Vitamin-D-Spiegel liegt bei Frauen zwischen 40 bis 60 ng/ml. Ich habe die Erfahrung gemacht, dass sich die Frauen bei einem Wert ab 60 ng/ml am wohlsten fühlen. Von einem Mangel spricht man bei Werten unter 30 ng/ml. Der normale Referenzbereich von Eisen liegt bei Frauen zwischen 12 bis 15,5 g/dl (von Labor zu Labor gibt es leichte Abweichungen).

Wenn Dir die Auswertung Deiner Blutergebnisse vorliegt, wird Dir der Arzt vielleicht schon ein erstes Präparat verordnen. Gerade bei einer Substitution von Vitamin D in Zusammenhang mit einer Wochenbettdepression konnte ich eine deutliche Verbesserung des Allgemeinzustandes der Frauen schon nach wenigen Tagen beobachten. Zudem verordne ich allen Frauen im Wochenbett, sofern es das Wetter und die Jahreszeit zulassen, ein Auftanken von Sonnenstrahlen auf dem Balkon oder auf der Parkbank.

Warum Wochenbettdepression? – Tipps für die mentale Gesundheit von einer Psychologin

Ich möchte Dir meine Kollegin Lisa Göpfert vorstellen, die selbst Hebamme und Psychologin ist und sich auf das Thema Wochenbettdepressionen spezialisiert hat. Sie führt eine eigene psychologische Privatpraxis in Heidelberg und berät Frauen nicht nur vor Ort, sondern auch online.

»Morgens wache ich mit einer sehr unangenehmen Nervosität auf und weiß nicht, wie ich den Tag schaffen soll! Ich fühle mich distanziert zu allem und jedem und wenn ich mein Baby anschaue, dann tut es mir so leid, dass es mich als Mutter bekommen hat, und gleichzeitig liebe ich es trotzdem sehr!«

Diese Worte einer jungen Mutter sind keine Seltenheit, denn jede sechste Frau und jeder zehnte bis zwölfte Mann sind von einer Wochenbettdepression betroffen. Bezogen auf die Geburtenrate in Deutschland bedeutet dies, dass circa 111 000 Frauen und 65 000 Männer im Jahr an einer Wochenbettdepression erkranken. Dennoch ist es noch immer ein Tabuthema und mit großen Scham- und Schuldgefühlen bei den Betroffenen besetzt.

Symptome einer Wochenbettdepression

Gefühle der Distanzierung und Einsamkeit, tiefe Traurigkeit, Nervosität, Grübelschleifen bis hin zu Zwangsgedanken, Gefühle der Wertlosigkeit sowie Ängste und Panikattacken und selten auch lebensmüde Gedanken erleben Betroffene, gepaart mit Schuldgefühlen und Zweifeln an ihrer Fähigkeit als

Eltern. Treffen kann es jeden. Frauen, die bereits eine Wochenbettdepression bei einer vorangegangenen Geburt hatten, haben ein doppelt so hohes Risiko, erneut zu erkranken. Frauen, die bereits an einer Depression oder Angststörung litten, erkranken dreimal häufiger.

Über mögliche Gefühle im Wochenbett aufzuklären und (werdende) Eltern zu ermutigen, offen mit ihrer Vorgeschichte umzugehen, ist daher die wichtigste Prävention einer postpartalen Depression. Zu den Risikofaktoren zählen eine sehr stressbelastete Schwangerschaft, eine traumatische Geburt und maximale Erschöpfung. Entscheidend für den Babyblues und auch die Wochenbettdepression ist aber das Hormonchaos nach der Geburt. Es gibt unzählige Sprüche und Witze über die Hormone der Frau, die dazu führen, dass wir Frauen selbst deren Einfluss herunterspielen. Aus medizinischer und psychologischer Sicht ist es jedoch belegt, dass insbesondere der starke Abfall des Progesterons und Östrogens, ein relativer Abfall des Oxytocins und der Anstieg von Prolaktin zu einer Niedergeschlagenheit und Antriebslosigkeit führen.

Die gute Nachricht ist: Eine Wochenbettdepression hat eine sehr gute Prognose, wenn die Betroffenen Hilfe erhalten. Meist ist die erste Ansprechpartnerin die Hebamme, die dann dabei unterstützt, ein passendes Hilfsangebot zu finden.

Die drei Therapiesäulen

1. Für Entlastung sorgen: Betroffene haben einen Anspruch auf eine Haushaltshilfe oder Mütterpflegerin. Diese kann von jedem Arzt verschrieben werden und bei der Krankenkasse beantragt werden.

2. Psychotherapie und Beratung aufsuchen: Es gibt Beratungsstellen, Ambulanzen sowie Psychologen, die sich auf perinatale psychische Erkrankungen spezialisiert haben. Hebamme und Gynäkologe können hier vermitteln, damit die Wartezeit nicht zu lange ist.

3. Medikamentöse Unterstützung: Es gibt gut erprobte Medikamente, die während der Stillzeit eingenommen werden können und dabei helfen, zunächst wieder ein dickeres Fell zu bekommen. Die Leitlinie empfiehlt eine medikamentöse begleitende Therapie.

Mit diesen drei Säulen ist eine Besserung der Symptome schnell zu erwarten. Nur in seltenen Fällen ist es nötig, dass Betroffene eine stationäre Therapie erhalten.

Damit Du noch mal einen besseren Überblick über die Differenzierung von Babyblues versus Wochenbettdepression bekommst, haben wir für Dich eine kleine Tabelle erarbeitet:

Unterschied Babyblues – Wochenbettdepression

	Babyblues	Wochenbettdepression
Auftreten	Meist 3–4 Tage nach der Geburt	Das gesamte erste Lebensjahr
Wer ist betroffen?	Mutter (hormonell)	Mutter und Partner
Symptome	Auf und Ab der Stimmung	Tiefe Traurigkeit, Ängste, Panik, Distanzgefühl, Zwänge
Dauer	Wenige Tage	Wochen bis Monate (im Durchschnitt 7 Monate)
Behandlung	Keine nötig	Psychotherapie, eventuell Medikamente

Im Kontext von Wochenbettdepressionen kann leider auch das Thema von unter der Geburt traumatisierten Frauen nicht unter den Teppich gekehrt werden. Das eine bedingt nicht unbedingt das andere, aber dennoch betrifft es in beiden Fällen unsere Psyche.

Trauma und Traumafolgen

Zunächst müssen wir klären, was das Wort »Trauma« überhaupt bedeutet, damit Du es für Dich einordnen kannst. Die Übersetzung lautet »Wunde« und wird aus dem Griechischen hergeleitet. Wenn ich unter einem Trauma leide, muss ein tief erschütterndes Erlebnis vorangegangen sein, das als eine Bedrohung für das Leben oder die Gesundheit erlebt worden ist. Betroffene reagieren in der Regel mit Angst, Hilflosigkeit und/oder Entsetzen. Vielleicht erinnerst Du Dich an die eine oder andere Situation in Deinem Leben, die solch eine Reaktion bei Dir hervorgerufen hat. Extremerfahrungen können uns nicht nur einen langfristigen Schaden zufügen, sondern auch stetig seelisch beschäftigen.

Nicht selten stellt sich nach einem Trauma eine posttraumatische Belastungssituation ein, die leider nicht ganz ohne Folgen bleibt: Panikanfälle, Angstattacken, Depressionen und Essstörungen können auftreten. Frauen, die unter einer posttraumatischen Belastungsstörung leiden, fallen durch bestimmte, immer wiederkehrende Symptome auf, wie zum Beispiel die Entwicklung von Vermeidungsstrategien. Wenn die Geburt traumatisch verlaufen ist, wird zum Beispiel die Straße, in der sich die Klinik befindet, strategisch vermieden. Es werden große Umwege in Kauf genommen, um keine Erinnerung hochkommen zu lassen.

Es kann eine Abkapslung zu anderen Menschen erfolgen, ein Rückzug aus der Gemeinschaft. Auch kann eine Übererregtheit auftreten, ständig ist man in einer »Achtung-gleich-passiert-was-Haltung«. Chronische Nervosität, Konzentrations- und Schlafstörungen können die Folge sein. Geräusche und innere Bilder können das Erlebte immer und immer wieder aufflackern lassen und einen nicht mehr zur Ruhe kommen lassen.

In der Geburtshilfe gibt es viele Möglichkeiten, wie eine Traumatisierung zustande kommen kann. Ich erinnere mich an Momente, die grenzwertig waren beziehungsweise die Grenze des Erträglichen weit überschritten: Fachpersonal, das die Frauen angebrüllt hat, sie mögen sich jetzt doch gefälligst nicht so anstellen und nicht so laut schreien. Außerdem sollten sie die Beine weiter aufmachen, da käme sonst das Kind nicht durch. Oder ein klatschender Klaps auf den Oberschenkel der Frau mit der Ansage: »Jetzt gefälligst mitmachen und pressen, sonst sitzen wir morgen noch hier und das Kind ist bis dahin tot. Das willst Du doch nicht, oder?« Sehr unsanft durchgeführte Untersuchungen, Notkaiserschnitte oder Dammschnitte ohne Vorwarnung, zu niedrig dosierte Narkosen und das Unterlassen von Schmerzmedikationen können die Geburt ebenfalls zu einem traumatischen Erlebnis machen. Ich könnte diese Liste noch unendlich weiterführen, es ist nur ein kleiner Ausschnitt von dem, was ich mir zu Klinikzeiten notiert habe. Ich war selbst als Angestellte fast traumatisiert, da es meinen Vorstellungen einer frauenfreundlichen Geburtshilfe stark widersprach. Wann immer Dir so etwas widerfahren sollte, was ich Dir natürlich nicht wünsche: Bitte suche Dir eine Person Deines Vertrauens und rede darüber. Am besten mit einer Fachfrau, also Psychologin und/oder Hebamme. Solche Erlebnisse dürfen nicht einfach runtergeschluckt werden, da auch sie weitreichende Konsequenzen haben können.

Ich rede zum Beispiel auch über sexuelle Aktivität, die nach einem solchen Trauma nur bedingt wieder stattfinden wird. Die Bindung zum Kind und auch zum Partner oder der Partnerin können gestört werden. Es ist immer möglich, dass Ihr noch einmal im Nachgang in der Klinik das Gespräch mit den entsprechenden Ärztinnen und Ärzten sowie Hebammen sucht, die Euch diesen seelischen Schaden zugefügt haben. Diesen Weg beschreitet Ihr aber nicht allein, sondern lasst Euch von einer vertrauten Person begleiten, die mitprotokolliert.

Die Geburt eines Kindes ist ein Initiationsprozess.

Ich möchte Dir jetzt das Wissen der Berliner Psychologin Tanja Sahib ans Herz legen, die sich auf das Thema »Traumata unter der Geburt« spezialisiert und dies zu ihrem Herzensthema gemacht hat.

Manchmal verläuft die Geburt anders. Die Frau erlebt sich als ausgeliefert, der Geburtsprozess hat sie geschwächt und sie ist verletzt und enttäuscht. In einigen Fällen entwickelt sie posttraumatische Symptome, wie ständige kurze Erinnerungsfilme, Albträume und unkontrollierbare Angst- oder Wutanfälle. Sie steht diesen Reaktionen hilflos gegenüber und versteht sie nicht. Wir können jedoch erst das verarbeiten, was wir verstanden haben. Traumatherapeuten sprechen von Traumatisierung unter der Geburt, wenn die posttraumatischen Symptome über zwölf Wochen anhalten und sich Schlafstorungen und eine ständige Übererregbarkeit des Körpers manifestiert haben.

Es gibt in Deutschland viele Schwangerenberatungsstellen. Christliche Wohlfahrtsverbände wie Caritas und Diakonie, nichtchristliche Wohlfahrtsorganisationen und auch Familienberatungsstellen der Gemeinden können helfen. Es gibt lokale Netzwerke von Psychologinnen und Psychologen sowie Psychotherapeutinnen und Psychotherapeuten, die recht schnell Eltern nach einer schwierigen Geburt auffangen. Die Selbsthilfeorganisation Schatten und Licht e. V. führt eine umfangreiche Liste mit Selbsthilfegruppen und Fachpersonal am Wohnort. Das Kaiserschnitt-Netzwerk listet Anlaufstellen rund um die Verarbeitung von schwierigen Geburtserfahrungen mit dem Fokus auf Kaiserschnittgeburten auf. Einzigartig ist das Hilfetelefon nach schwierigeren Geburten, die Telefonnummer dazu findest Du am Ende des Buches (S. 173).

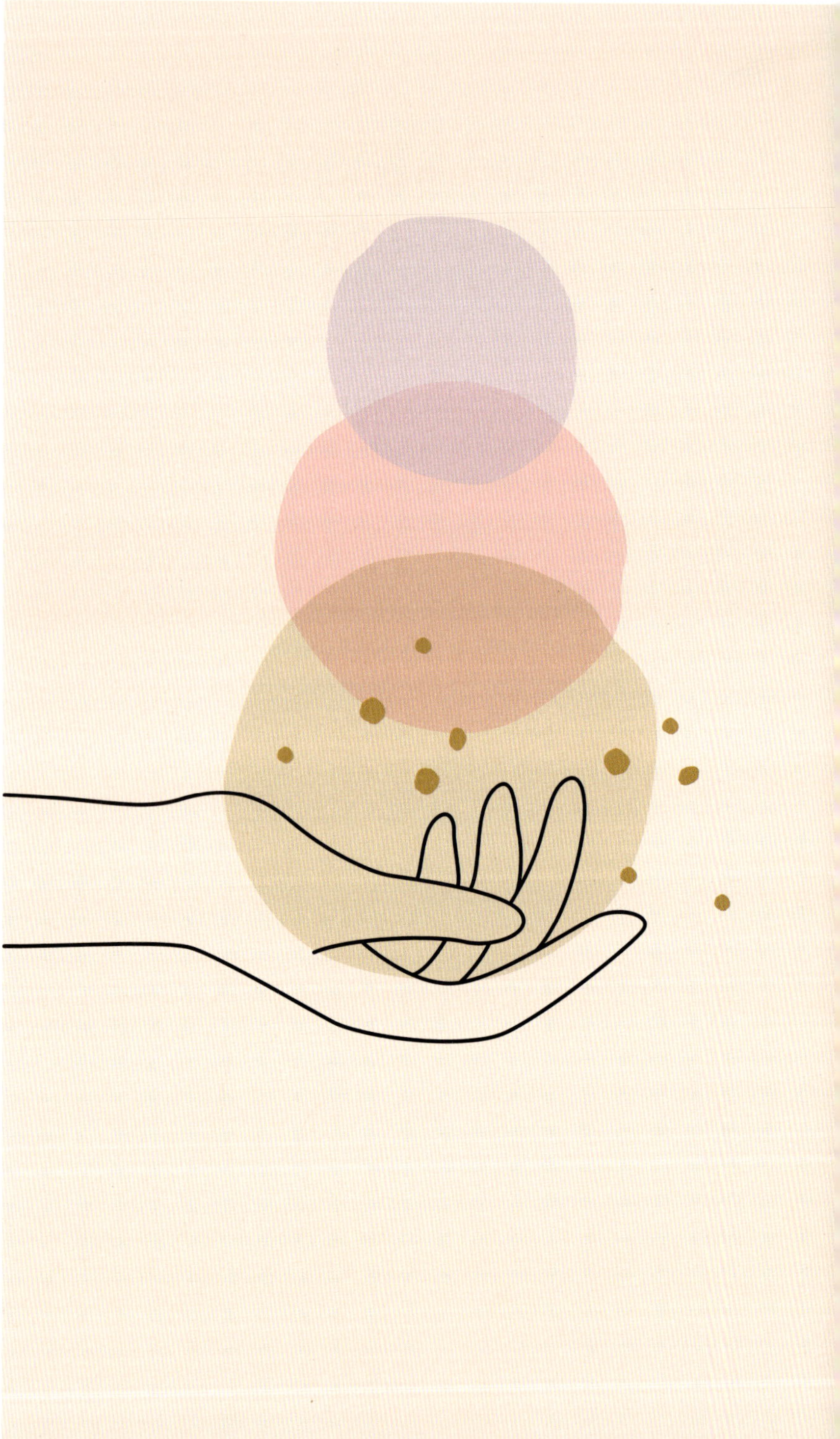

12 KAPITEL

Hilft mir hier mal jemand?

Warum Netzwerken positiv auf unser Gesundheitskonto einzahlt.

Das Modell Großfamilie oder Mehrgenerationenhaus ist in unserer Gesellschaft selten geworden, vor allem in städtischen Ballungsräumen. Andere soziale Netzwerke müssen dann her.

12

Du kennst vielleicht das afrikanische Sprichwort »Um ein Kind aufzuziehen, braucht es ein ganzes Dorf«. Dieser Satz wird häufiger zitiert, um darauf aufmerksam zu machen, dass Erziehung und auch Bildung nicht unbedingt allein auf den Schultern der Eltern lasten sollte. Ich erinnere mich an Familien aus unterschiedlichen Kulturkreisen, bei denen ich zu Gast war, wo es ganz selbstverständlich war, dass alle Familienmitglieder ein Auge auf Mutter und Kind warfen. Überwiegend im ländlichen Bereich habe ich auch immer wieder das Mehrgenerationenhaus erlebt, in dem oft die eigenen Eltern und sogar die Großeltern lebten. Während das Baby im Kinderwagen schlief, saß der Uropa vor dem Haus auf der Bank und wachte über das Kind. Ein symbolträchtiges Bild, was sich bei mir eingeprägt hat, da der Anfang des Lebens mit dem Ende des Lebens friedlich vereint war. Die reinste Idylle, wenn wir dagegen einen Szenenwechsel vollführen und das Leben einer Kleinfamilie in der Großstadt betrachten: Platzmangel, Lärm, Menschen über Menschen, überfüllte Kindergärten und Schulen, keine weiteren Familienangehörigen in der Nähe, da der Umzug durch einen Jobwechsel des Partners erfolgte.

Hm, vielleicht kommt jetzt bei der einen oder anderen von Euch die Frage auf, was für sie wohl die bessere Alternative wäre. Beide Lebensmodelle haben Vor- und Nachteile, denn Familie in der Nähe zu haben, kann durchaus von Vorteil sein. Aber nur, solange man sich im Konstrukt Eltern-Großeltern-Tanten-Onkel-Gerüst und so weiter auch wirklich versteht und klare Grenzen wahrt. Denn auch das habe ich immer wieder bei meinen Hausbesuchen erlebt: diesen ewigen Zwist in der Familie, der mit knallenden Türen und lautstarken Stimmen einherging, weil Generation auf Generation getroffen ist. Das Problem bei der ganzen Sache war oft: Man konnte sich nicht so einfach mal befreien und gehen, denn überall stieß man auf die Sozialkontrolle der eigenen Familie, in der man oft auch beruflich involviert war. Es blieb den frischgebackenen Eltern nichts anderes übrig, als den Nachwuchs wieder den Großeltern anzuvertrauen, weil der landwirtschaftliche Betrieb ja weiterlaufen musste. Die Gemeinschaft

»ruckelte« sich dennoch zwangsweise immer wieder zurecht, sodass ein Zusammenleben in familiärer Symbiose irgendwie immer möglich war. Das Positive an einer Großfamilie ist: Man ist nie allein! Und das Negative an einer Großfamilie ist: Man ist nie allein! Davon kann ich tatsächlich ein Lied singen.

Zu zweit und doch allein

Etwas anders habe ich die Betreuung von Frauen in der Großstadt erlebt. Obwohl man eigentlich denkt, dass man bei über einer Million Einwohnern doch eigentlich nicht allein sein kann, ist aber genau das das Problem. Viele Frauen berichten, dass für sie die einzige Möglichkeit der Kontaktaufnahme im Wochenbett war, sich per Mobiltelefon und Social Media bemerkbar zu machen und sich auszutauschen. Anonymität und permanentes Alleinsein machen häufig traurig bis depressiv, denn die Partner und Partnerinnen meiner Frauen waren oft sehr schnell wieder in ihren Jobs involviert.

Ich habe in den vergangenen Jahren viele, wirklich sehr viele Frauen betreut und häufig war das Alleinsein tatsächlich Thema im späten Wochenbett. Ein Gefühl, das sich so heimlich, still und leise einschlich, als die Anfangseuphorie über das Glück, ein Kind zu haben, nachzulassen begann. »Ich hatte mir das alles anders vorgestellt, Mutterschaft ist irgendwie ein einsamer Job«, »Ich habe jeden Morgen Angst, wenn mein Mann das Haus verlässt. Ich denke jeden Tag, ich schaffe das nicht«, »Das erste Jahr mit meinem Kind war das langweiligste, das ich je erlebt habe«, »Ich vermisse meine Freundinnen und die Freiheit, am Abend mit ihnen weggehen zu können«, »Ich vermisse meinen Job. In meinem Kopf ist nur noch Watte«, »Nur Kind und Haushalt füllen mich geistig nicht aus« ... Ich könnte die Liste der Zitate noch unendlich weiterführen.

Nun hatten wir in den vergangenen Jahren durch Corona noch eine besondere Situation on top, die das Thema Mutterschaft in einen besonderen Fokus rückte: dass wir, oh Wunder, in vorsintflutliche Zustände geraten sind, die uns Kinder und Küche, aber leider wenig Karriere beschert haben. Der Aufschrei war, berechtigterweise, groß. Viele Frauen haben die soziale Isolation deutlich zu spüren bekommen, was uns noch Jahre an Aufarbeitung kosten wird. Ich bin mir sicher, dass auch einige von Euch sagen werden, dass sie das für sich nicht so extrem empfunden haben. Im Gegenteil, sie konnten es genießen, dass der Alltagsstress zum Beispiel durch frühes Aufstehen von Geschwisterkindern oder die Möglichkeit, dass der Partner im Homeoffice arbeitete, eingedämmt wurde. Dennoch gibt es viele Frauen, die den Austausch mit anderen Müttern, zum Beispiel durch die Teilnahme an verschiedensten Gruppenangeboten, vermisst haben.

Wege aus der Isolation

Ich möchte Dir nun an dieser Stelle ein paar Tipps mit auf den Weg geben, die Dir helfen, einen Weg aus der Isolation zu finden, ohne dabei mit dem dogmatischen Zeigefinger zu winken. Vielleicht machst Du Dir gerade mal eine Tasse Tee und besorgst Dir einen Zettel und einen Stift? Dann geht's gleich weiter ... Bist Du wieder da? Gut, los geht's. Die Notizen auf Deinem Zettel werden Dir helfen, ein Moodboard für Dich zu entwickeln. Alles, was Du nach unserem Brainstorming darauf wiederfindest, kannst Du Dir peu à peu vornehmen und nach Belieben ergänzen oder kürzen.

Dein eigenes Moodboard gegen das Alleinsein

Zunächst würde ich gerne von Dir wissen, wo Du Dich gerade in Deinem Leben befindest. Bist Du noch im frühen Wochenbett oder sind schon ein paar Wochen ins Land gegangen? Warum meine Frage? Ich möchte nicht, dass Du Dich übernimmst. Ich weiß aus eigener Erfahrung, dass manche Frauen schnell wieder loslegen wollen. Es gibt sicherlich einige von Euch, die diese

»Hummeln im Po« haben werden und die ich nicht ausbremsen kann und will. Achtet trotzdem auf Euch und geht nicht über Eure Kraft, das wäre mein einziger gut gemeinter Rat, den ich Euch an dieser Stelle gerne mit auf den Weg geben möchte. Im Frühwochenbett macht Ihr eine »Sendepause«, »Wochenbetturlaub«, »Auszeit«, »Me-Time«, »Regenerationsurlaub« – vollkommen egal, wie Ihr es nennen wollt. Da dürfen die Gedanken mal pausieren, denn jetzt ist noch nicht unbedingt die Zeit, um über Zukunftsmusik nachzudenken. Diese nehmt Ihr Euch erst ein paar Wochen später.

Für alle anderen: Stellt Euch nun selbst folgende Fragen: Was habe ich eigentlich schon immer gerne gemacht? Wozu bin ich irgendwie noch nicht richtig gekommen? Was tut mir wirklich gut?

EIN GEREGELTER TAGESABLAUF

Vielleicht erlaubst Du mir an dieser Stelle einzuhaken, denn ich bemerke immer wieder, dass ein geregelter Tagesablauf zum »Guttun« dazugehört. Wenn es für Dich machbar ist und Deine Nächte einigermaßen verträglich sind, dann stehe am Morgen zu einer fest definierten Zeit auf. Vielleicht geht es nach dem Stillen zwischen sieben und acht Uhr, wenn Dein Baby eventuell und hoffentlich noch einmal eingeschlafen ist.

Diesen ersten »Tagesblock« kannst Du für einen Plausch mit Deinem Partner oder Deiner Partnerin bei einer Tasse Kaffee oder Tee nutzen. Du kannst Dich auf der Yogamatte ausstrecken, um Deinem Beckenboden mit ein paar Übungen »Guten Morgen« zu sagen, und danach machst Du Dich in Ruhe fertig: Duschen, eincremen, Lippenstift … Du weißt schon, alles, was Dir guttut. Radio hören ist übrigens eine gute Möglichkeit gegen das blöde Gefühl des Alleinseins. Vielleicht gibt es einen Sender, der Dir besonders gefällt. Ansonsten schaltest Du einfach Deine Lieblingsmusik ein. Das hebt nachweislich die Stimmung.

Gibt es jemanden, den Du regelmäßig zum Austausch anrufen kannst? Plane feste Auswärtstermine ein, damit Dir nicht die Decke auf den Kopf fällt. Du brauchst keine Sorge haben, viele Dinge gehen auch mit einem Baby völlig unkompliziert. Du musst es nur einfach einmal ausprobiert und für Dich durchorganisiert haben.

Rückbildungskurs und Co.

Halte Ausschau nach Kursen, die Dich interessieren. Ich empfehle gerne Pilates-Kurse oder Kurse, die speziell auf die Bedürfnisse von Müttern zugeschnitten sind. Schau mal auf folgende Seiten, die Anbieter sind deutschlandweit vertreten und qualitativ absolut zu empfehlen: www.laufmamalauf.de, www.buggyfit.de, www.kangatraining.de und www.fitdankbaby.de. Warum betone ich das Wort »Qualität«? Dein Körper braucht Bewegung und Aufmerksamkeit, daher sind »Laberstündchen« im Rückbildungskurs zwar ganz nett, aber nicht zielführend. Natürlich ist ein gemeinsames Treffen zum Kaffee nach einem schweißtreibenden Kurs unglaublich wichtig, aber es gilt: erst die Arbeit und dann das Vergnügen.

Alternativ kannst Du auch bei Deiner Krankenkasse oder Hebamme nach einem Kursangebot nachfragen, diese beiden Anlaufstellen haben gute Tipps für Dich parat und können Dich in der Regel auch über die Kostenübernahme informieren, denn gerade Krankenkassen bezuschussen Kurse im Rahmen der Präventivmedizin.

Ich bin mir ganz sicher: Irgendwann wird der Tag kommen, an dem Du eine nette andere Mutter kennenlernen wirst, mit der Du absolut auf einer Wellenlänge bist – vielleicht eine neue Freundin fürs Leben oder einfach eine Lebensabschnittsgefährtin, mit der man die gleichen Sorgen, aber auch viele schöne Momente teilen kann. Wann immer es Dir möglich ist, versuche zu netzwerken. Gerade für Frauen, die noch Geschwisterkinder zu betreuen haben, empfinde ich das als besonders wichtig. Denn in dieser Situation, ich kann ein Lied davon singen, wird es manchmal echt schwierig, auf die eigenen Bedürfnisse zu achten.

Hab Mut, um Hilfe zu bitten!

Was mir immer wieder aufgefallen ist, ist die Tatsache, dass Frauen – insbesondere Mütter – oft der Meinung sind, dass sie alles allein schaffen müssen. Es wird als Makel empfunden, wenn man um Hilfe bitten muss, da dieser Akt Schwäche symbolisiert. An dieser Stelle möchte ich ein großes Stoppschild in die Luft halten, da hier eindeutig falsch abgebogen wird. Nein, um Hilfe zu bitten ist weder ein Makel noch eine Schwäche – es ist ein Mittel zum Zweck, das uns daran hindert, krank zu werden. Ich nenne es einfach mal eine Investition in die eigene Gesundheit, wenn man bestimmte Dinge für eine bestimmte Zeit auslagert, da es einen sonst auslaugt und ans Limit bringt. Wir können als Mütter nicht 24/7 durch den Tag hetzen und To-do-Listen abarbeiten. Also, was können wir tun? Ein klassisches Beispiel im Kindergarten und/oder in der Schule: Wir lernen andere Eltern kennen, die uns sympathisch sind und denen wir durchaus die eigene Brut anvertrauen würden. Wir nehmen Kontakt auf, erzählen, dass Baby Nummer zwei, drei, vier ... sieben unterwegs ist und bitten um Unterstützung bei der Betreuung der Geschwisterkinder in der Schwangerschaft, unter der Geburt und im Wochenbett. Und jetzt kommt's: Nein, wir bieten in diesem Zusammenhang nicht sofort eine Gegenleistung an!!!! Denn, die Möglichkeiten, sich zu revanchieren, werden noch unendlich groß sein. Wir können nicht in einem Lebensabschnitt, in dem wir selbst gerade schutzbedürftig sind und nach Ruhe suchen, noch für andere da sein.

Und jetzt schließt sich der Kreis des Kapitels und Du verstehst vielleicht ein bisschen mehr, warum das Knüpfen sozialer Kontakte, die Erstellung eines Moodboards und das Netzwerken eine gute Investition in Deine eigene Gesundheit sind.

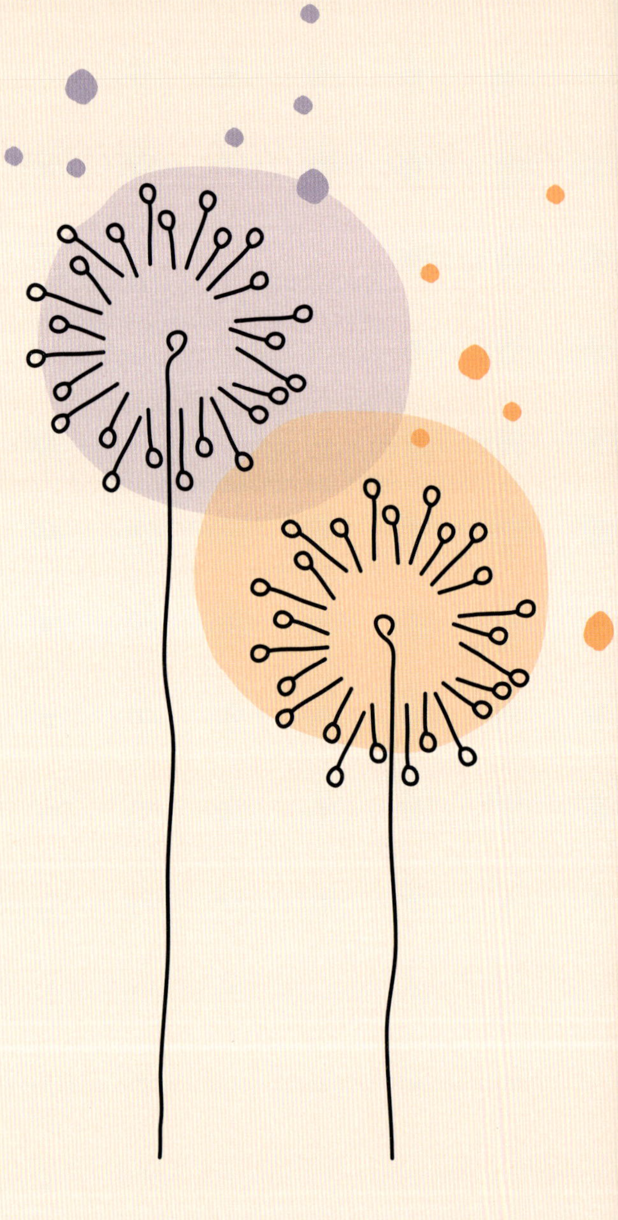

13 KAPITEL

Auszeit, bitte!

Was Partner oder Partnerin tun kann, um selbst das Wochenbett zu genießen.

Die Geburt eines Kindes bedeutet für viele Paare das größte Glück, kann für die Beziehung aber zur Belastungsprobe werden, wenn die Kommunikation nicht stimmt.

13

Du kannst Dir vielleicht vorstellen, dass ich schon auf sehr vielen Bettkanten gesessen und Tränen getrocknet habe, weil die Erwartungen der Frauen an ihre Partner nach der Geburt nicht erfüllt wurden. Die rosarote Baby-Wochenbett-Wolke ist einfach mal an einem großen Berg hängen geblieben und zerplatzt – »peng!«.

Das Thema Kommunikation wird in vielen Beziehungen unterschätzt und mangelnde Kommunikation führt dazu, dass Beziehungen gelegentlich so infrage gestellt werden, dass die AUS-UND-VORBEI-Lampe dunkelrot zu leuchten beginnt. Der Prozess ist oft schleichend und sucht sich als großes Finale dann leider das Spätwochenbett aus.

Es sind zunächst Kleinigkeiten: ER muss doch sehen, dass noch dies und das gemacht werden muss. Ich spreche bewusst von männlichen Partnern, da ich es selten in gleichgeschlechtlichen Beziehungen erlebt habe. Das gleiche Ticken der Hormone unter Frauen scheint auch darauf ausgerichtet zu sein, dass solche häuslichen Betriebsblindheiten eher weniger auftreten.

Also, um es deutlich zu machen: Es geht in der Regel immer darum, dass ER etwas nicht macht, was SIE doch angeblich auf der Stirn geschrieben haben muss. Anstatt es klar zu formulieren und an den Hauptadressaten abzuschicken, regt Frau sich lieber darüber auf und macht es dann schnell selbst. Das hat natürlich wenig mit Schonung, Ruhe und Heilen zu tun. Das ist knallharter Alltag, der sehr schnell wieder einkehrt.

Nun könnten wir an dieser Stelle noch ein wenig auf der männlichen Spezies rumhacken, was aber nicht zielführend wäre, denn fairerweise müssen wir an dieser Stelle anerkennen, dass Männer in den seltensten Fällen derart gut auf ihre Rolle als Vater vorbereitet werden, dass sie den großen Überblick über das große Ganze haben und nicht die Nerven verlieren.

Ich habe es selten erlebt, dass Väter aktiv nach einer Geburt gefragt wurden: »Wie geht es Dir denn eigentlich? Hast Du Fragen? Brauchst Du Hilfe, um das Erlebte zu verarbeiten?«

Väter müssen schlichtweg funktionieren und performen und dürfen dabei auch bitte nicht umfallen, da das als Schwäche abgetan werden würde. Ein Mann, der seine Frau unter der Geburt begleitet, erlebt seine Partnerin in einer Ausnahmesituation. Es ist für beide eine Grenzerfahrung, die unter Umständen mit professioneller Hilfe im Nachgang aufgearbeitet werden muss. Viele Väter, die ich unter der Geburt begleitet habe, haben danach bitterlich geweint. Es war, als würden ihnen die Alpen von den Schultern fallen, da die Sorge um die eigene Partnerin und das Kind sehr groß war.

Männer werden erstmalig unter der Geburt mit Körperflüssigkeiten, Ausscheidungen und Blut konfrontiert, mit lauten Schreien, Hilfe suchenden Blicken und Beschimpfungen durch ihre Frauen. Väter sagen selten unter der Geburt, dass sie nicht mehr können und mal gerade rausgehen müssen.

Und um Dir vielleicht an dieser Stelle einen kleinen Einblick in mein Privatleben geben zu dürfen: Ich habe meinen Mann noch nie so weinen gesehen wie nach der Geburt unserer ersten Tochter. Ich war zwar nach einer sehr schweren Geburt relativ gefasst und vernebelt, musste ihn aber dennoch fragen, warum er so weinen würde. Die Antwort war: »Ich hatte große Angst um Dich!« Wir haben immer und immer wieder die Geburt gemeinsam besprochen und unsere Eindrücke auch im Nachgang für uns aufgeschrieben. Auch dank der Gespräche mit unserer Hebamme konnte unsere gemeinsame seelische »Wunde« heilen. Dieser Prozess war sehr wichtig, da wir uns zunächst ein weiteres Kind nicht so ohne Weiteres haben vorstellen können. Die Aussage meines Mannes hat mich für mein Hebammen-Leben geprägt und sosehr ich mich für Frauen einsetze, gibt es an dieser Stelle einfach zwei Menschen, die sehr viel Aufmerksamkeit benötigen.

GROSSE ERWARTUNGEN

Zu den Erwartungen, die wir immer wieder an das Leben und auch an Menschen haben, möchte ich Dir von folgender Aufgabe erzählen, die ich über viele Jahre Teilnehmenden meiner Geburtsvorbereitungskurse gestellt habe: Ich bat Paare darum, sich gegenseitig einen Brief zu schreiben, in dem sie die Wünsche und Erwartungen aneinander für die Geburt, aber insbesondere für das Wochenbett aufschreiben sollten. Auch sollten sie notieren, was sie sich nicht vorstellen konnten und nicht zu leisten bereit wären. Du kannst Dir vielleicht denken, welches Geschlecht immer sehr viel zu schreiben hatte, oder? Nachdem die Aufzeichnungen fertig waren, wurden sie in einem Briefumschlag verschlossen und erst drei Wochen vor dem Geburtstermin von mir an das Paar verschickt. Es hatte dann die Aufgabe, sich Zeit zum Lesen zu nehmen und vor allem über den Brief zu sprechen.

Vor ein paar Jahren traf ich eine Frau wieder, die ich im Wochenbett betreut hatte. Sie erzählte mir davon, dass sie schwierige Zeiten in der Beziehung durchgemacht hätten, die fast zu einer finalen Trennung geführt hätten. Beim Auseinanderdividieren ihrer Habseligkeiten fiel ihnen durch einen Zufall der Brief aus dem Geburtsvorbereitungskurs in die Hände. Du kannst Dir vielleicht denken, dass es hier ein Happy End gab. Dieser Brief war voller Wertschätzung und Liebe, was letztendlich zu einer Paartherapie verhalf und dem Paar eine neue Chance ermöglichte. Ich habe mich natürlich sehr über diese

Geschichte gefreut und dachte nur: »Mensch! Ich bin nicht nur Hebamme, sondern auch noch Liebesgöttin.« Nein, Spaß! Vielleicht ist es auch eine Möglichkeit für Dich und Deinen Partner beziehungsweise Deine Partnerin, so die Weichen in Eurer Beziehung für eine gute Kommunikation mit klar geäußerten Erwartungshaltungen zu stellen, indem Ihr es einmal verschriftlicht und es Euch in schweren Zeiten immer mal wieder durchlest.

Ich möchte Dir noch etwas anderes erzählen, weil es mir immer und immer wieder aufgefallen ist: Auf ein Wochenbett kann man sich in der Regel ungefähr 40 Wochen vorbereiten. Es steht also nicht plötzlich vor der Tür, sondern es ist eigentlich genug Zeit vorhanden, um gewisse Dinge im Vorfeld zu regeln.

Achtung!

Es gibt Besorgungslisten, es gibt lästige Ämtergänge und noch lästigere Antragsformulare, die danach schreien, dass sie ausgefüllt werden. Plant gemeinsam Zeit dafür ein und erledigt diese Dinge schon in der Schwangerschaft gemeinsam. Es erspart viel Druck im Wochenbett, wenn alles schon abgearbeitet wurde, und garantiert meistens, dass alle im Familienbett liegen dürfen, um sich kennenzulernen.

Kommunikation im Wochenbett – Tipps von einer Psychologin

Da ohne Kommunikation unser Leben in Partnerschaft und Gesellschaft nur schwer funktionieren kann, habe ich an dieser Stelle eine Expertin eingeladen, die Dir (und Deinem Partner) den einen oder anderen Tipp zu diesem Thema geben wird. Linda Winterbauer ist Diplom-Psychologin und systemische Therapeutin. In ihrer Praxis in Heidelberg begleitet sie Frauen und Paare durch verschiedenste Lebensphasen.

Realität versus Vorstellung

In Zeiten, in denen Social Media die Großfamilie abgelöst hat, könnte der Graben zwischen Erwartung und Realität im Wochenbett nicht größer sein: Die glückliche Mutter mit frisch gewaschenen Haaren kuschelt ihr wunderschönes Baby, eingewickelt in vanillefarbene Bettwäsche. Sie bekommt einen warmen Tee vom Partner gereicht, während sie das zufriedene Baby in den Schlaf stillt und dabei eine ansprechende Zeitung liest. Folgt man Instagram und Co., baut sich schnell eine hohe und zugleich unrealistische Erwartung über die erste Zeit mit Baby auf. Dass es in der Realität dann meist anders aussieht, führt zu Enttäuschungen.

Vom Liebespaar zum Familienteam

Ein Baby zu bekommen, ist eine massive Veränderung in der Partnerschaft und der Familie, egal ob es das erste Baby ist oder bereits ein Geschwisterchen da ist. Denn vieles ist neu: Die frischgebackenen Eltern sind nicht mehr nur romantische Partner, sondern zusätzlich Mutter und/oder Vater. Die etablierten und bis dahin gut funktionierenden Strukturen und Rollen des Paares werden einmal kräftig durchgeschüttelt und neu verteilt beziehungsweise definiert. Einige Paare berichten von ambivalenten Gefühlen: die Freude über das Kind auf der einen Seite und die Sorge um die Partnerschaft und die Frage, ob man ab jetzt »nur noch« Mutter oder Vater sei, auf der anderen.

Zehn Tipps zur bedürfnisgerechten Kommunikation im Wochenbett:

- **Bereitet das Wochenbett vor:** Besprecht, wie Ihr Eure Verbindung aufrechterhalten wollt.
- **Reflektiert Eure Erwartungen,** und zwar vor und nach der Geburt.
- **Verständnis für Veränderungen:** Erkennt die Zeit des Wochenbetts als Zeit für körperliche und emotionale Veränderungen an, die Ihr durchlebt.
- **Nehmt Euch Zeit zur Selbstreflexion:** Nur wer seine eigenen Bedürfnisse und Wünsche kennt und versteht, kann diese an andere vermitteln.
- **Bedürfnisse offen und klar artikulieren:** Sprecht offen über Eure Gefühle und Bedürfnisse.
- **Geduld:** Gebt Euch selbst und Eurem Partner die Zeit, sich an die neuen Dynamiken anzupassen.
- **Das große Ganze im Auge behalten:** Denkt daran, dass Ihr beide zusammen auf dieser Reise seid, und gemeinsame Anstrengungen werden dazu beitragen, Eure Partnerschaft zu vertiefen und Eure Beziehung zu festigen.
- **Außenperspektive einholen:** Ein neutraler Blick von vertrauten Personen oder auch von professioneller Seite helfen.
- **Selbstfürsorge:** Entwickelt ein Gespür für Eure Bedürfnisse und sorgt dafür, dass diese weitestgehend erfüllt werden.

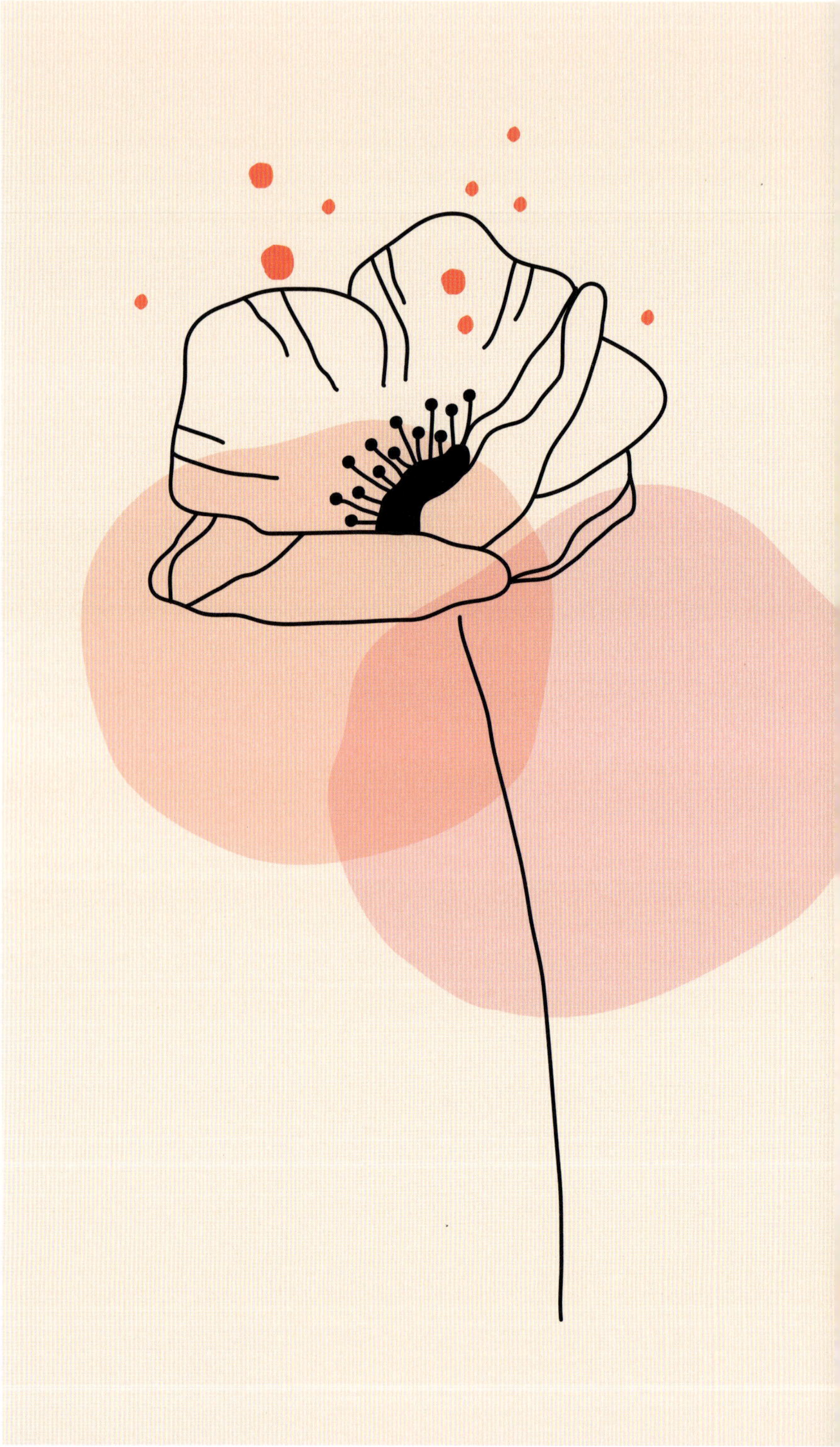

14 KAPITEL

Sexualität im Wochenbett

Wenn die Lust auf der Strecke bleibt oder es eine Chance ist, den Körper neu zu entdecken.

In der ersten Zeit nach der Geburt ist die Lust bei vielen Paaren stillgelegt. Die Frau muss die körperlichen Auswirkungen der Entbindung verarbeiten, der Mann das Erlebte.

14

Nun habe ich im vorherigen Kapitel schon einiges über Kommunikation geschrieben, was auch zum Thema »Sex nach der Geburt« sehr gut passt. Denn auch hier geht es darum, sich auszutauschen und die Bedürfnisse gegenseitig mitzuteilen. Dieses geschieht mal mehr oder weniger gut, da es manchmal nicht so einfach ist, sich zu öffnen und frei über die eigenen Bedürfnisse zu sprechen. Ich möchte Dich an dieser Stelle aber dazu ermutigen, zunächst auf Deine Bedürfnisse zu schauen. Geburtsverletzungen dürfen erst heilen und das Gefühl, im eigenen Körper wieder zu Hause zu sein, braucht ein wenig Zeit. Das Signal, dass Du wieder bereit für Sexualität bist, sollte von Dir kommen.

Nun spielen im Wochenbett unsere Hormone eine große Rolle. Das Neurohormon Oxytocin hat dabei eine Vorreiterposition. Wehen werden durch Oxytocin ausgelöst, ebenso der Milchspende-Reflex. Es hat eine große Bedeutung beim Aufbau der emotionalen Beziehung zum Kind und nach dem Sex sorgt ein Oxytocinschub auch für ein stärkeres Gefühl der Verbundenheit zum Partner. Es wirkt stressreduzierend und entspannend. Würde man Oxytocin im Supermarkt kaufen können, wäre die Welt vielleicht ein wenig friedlicher. Durch die oft sehr starke Bindung von der Mutter zum Kind ist das Bedürfnis nach weiterer Nähe und Berührung oft erst mal gedeckt. Dazu kommen häufig noch die Müdigkeit und die Sorge, dass Geburtsverletzungen wieder aufgehen oder unangenehm gereizt werden könnten. Ich habe Mütter betreut, die mir von verstärkten Beckenbodenbeschwerden nach dem Sex berichtet haben, was für sie ein Ausschlusskriterium war, in naher Zeit wieder mit ihren Partnern intim zu sein. Viele Frauen haben sich nicht getraut, genau darüber mit ihrem Partner zu sprechen. Es war ihnen so unangenehm, dass nur ich als Hebamme um Rat gefragt wurde. Häufig schämten sich die Frauen auch für ihren Körper. Die Weichheit und Fraulichkeit, die wir als Mutter haben, wird als unattraktiver Makel gesehen und als Showstopper für den Geschlechtsverkehr tituliert. Vielleicht sollten wir hier endlich unseren Blickwinkel ändern, um eine etwas wohlwollendere Haltung dazu zu bekommen.

Der weibliche Körper hat mit einer Schwangerschaft etwas Großartiges geleistet, er hat ein neues Leben erschaffen und es 40 Wochen intrauterin ernährt.

Der Blick auf die eigene Plazenta ist dabei manchmal ganz nützlich, weil einem dann erst bewusst wird, was für ein Wunderwerk der Natur wir eigentlich sind. Und damit ist es ja noch nicht beendet. Durch die Ausschüttung von Hormonen versetzt uns die Biologie in die Lage, ein Kind mit unserem Körper auch außerhalb der Plazenta eine ganze Weile zu ernähren, sofern wir das möchten. Dafür hat sich unser Körper Fettreserven angelegt, die wir brauchen, um diese Zeit gut zu überstehen.

(Schönheits-)Königinnen im Wochenbett

Wir sind die eigentlichen »Königinnen«, denn unsere Körper vollbringen Hochleistung, für die wir uns nicht schämen dürfen. Mit erhobenem Haupt und Krönchen könnten wir durch die Welt laufen und stolz auf uns sein. Stattdessen sprechen wir über »Makel« und lassen uns via Instagram mit »Get-in-shape-Programmen« berieseln. Sehr zweifelhaft empfand ich ein Gespräch mit einer Schönheitschirurgin, die mir stolz von ihrem Angebot eines »Mami-make-overs« berichtete. Bauchdeckenstraffung und Brustkorrekturen, damit wäre sie groß im Geschäft. Ich weiß, dass es Frauen gibt, die sehr unter ihrem Körper leiden, weil sich trotz Sport und aller weiteren Bemühungen das Gewebe nicht zurückzieht. Es bleibt dann als einzige Möglichkeit, den Schritt zu einer operativen Korrektur zu machen. Aber das sollte nicht per se die erste Option sein und ein solcher Schritt ist meist genau überdacht und völlig nachvollziehbar. Wenn auch Du darüber vielleicht irgendwann nachdenken solltest, lasse Dich bitte nur von spezialisierten und seriösen Medizinern und Kliniken betreuen und beraten. Ich habe Bauchdeckenstraffungen gesehen, die aus Kostengründen im Ausland durchgeführt wurden und leider völlig misslungen waren.

Sexualität neu entdeckt

Um nun wieder auf die Partnerschaft zurückzukommen, möchte ich Dir ein paar Lösungsmöglichkeiten an die Hand geben, die es Dir vielleicht vereinfachen, Deine und Eure Sexualität neu zu entdecken. Es ergibt durchaus Sinn, sich zunächst einmal selbst im Intimbereich im Spiegel zu betrachten. Wir haben oft eine Vorstellung von unserer Vagina im Kopf, die so gar nicht zutrifft. Viele Frauen sind erstaunt darüber, dass das eigentlich alles ganz »normal« aussieht, obwohl wir uns extrem geweitet und durch noch vorhandenes Fadenmaterial gestört fühlen. Dieser erste Blick verschafft schon eine gewisse Sicherheit und Vertrautheit.

Du hast durch die vorherigen Kapitel auch schon etwas über Wundheilung und Wochenfluss erfahren. Die Verletzungen im Intimbereich verheilen, dank der guten Durchblutung, relativ schnell. Allerdings bringt die hormonelle Situation eine Trockenheit der Schleimhäute mit sich, die durch den Einsatz von Gleitgel beim Sex vermindert werden kann. Auch die tägliche Einnahme von Leinöl kann Dir helfen, die sekretorischen Drüsen zu einer Schleimproduktion anzuregen. Solltest Du noch Wochenfluss haben, mache Dir bezüglich Keime und Co. keine allzu großen Sorgen. Zu Beginn meiner Hebammenausbildung mussten wir noch die Wöchnerinnenbinden mit Pinzetten anfassen. Es wurde uns alles als »hochinfektiös« verkauft. Dieser Mythos hat sich mittlerweile aufgelöst, wir brauchen also nicht in Panik zu verfallen. Wie schön! Vielleicht ist es Euch aber dennoch angenehmer, wenn Ihr zunächst ein Kondom verwendet.

Bitte suche ein Gespräch mit Deinem Partner oder Deiner Partnerin, um über Deine Bedenken und Ängste zu sprechen. Vielleicht wünschst Du Dir ein langsames Angehen mit der Möglichkeit, jederzeit abzubrechen, wenn Dir etwas unangenehm ist. Das sollte einmal ausgesprochen werden, damit Deine Spielregeln wirklich klar sind. Um sich wieder langsam aneinander anzunähern, hilft es auch, einfach nackt zu kuscheln. Völlig ohne Stress und den Druck, dass ein Geschlechtsakt daraus werden muss. Es ist einfach schön, diesen Hautkontakt zu spüren, den wir ja auch beim Bonding unserem Baby ermöglichen. Warum dann nicht einfach auch mal »Partner-Bonding«? Nehmt Euch Zeit für Gespräche und Eure Ideen, die Ihr zu Eurer Sexualität habt. Vielleicht wirst Du überrascht sein, dass Dein Partner oder Deine Partnerin Deine Selbstzweifel und Bedenken gar nicht teilt. Eine Reaktion wie »Wie kommst Du darauf, dass ich Dich nicht mehr schön finde? Ich liebe Deine neuen Rundungen« kann durchaus auch der Fall sein. Eine Sache noch zum Schluss: Das Oxytocin drängelt sich mal wieder in den Vordergrund. Es ist relativ wahrscheinlich, dass Dir durch die Stimulation beim Sex Milch aus der Brust fließen wird. Es kann also ziemlich nass um Euch herum werden. Wenn Euch das nicht stört: kein Problem! Alternativ ziehst Du Dir vielleicht einen BH mit Stilleinlagen an. Überlegt Euch auch, wo Ihr Euer Baby in der Zeit der Zweisamkeit haben möchtet. Zwei kleine wache Knopfaugen sind leider manchmal das Ende von entspanntem Sex, aber das liegt wohl im Auge des Betrachters.

Was ist mit Verhütung?

In diesem Zusammenhang solltet Ihr tatsächlich auch noch einmal über Verhütung nachdenken und darüber sprechen. Was kannst Du Dir, was könnt Ihr Euch vorstellen? Vielleicht ist auch die Geburt Deines Kindes eine Option für Dich, aus zuvor eingenommenen Verhütungsmitteln auszusteigen, um eine andere Variante zu bevorzugen. Nicht selten möchten Frauen nach einer Geburt die Pille nicht mehr einnehmen und wechseln zum Beispiel auf das Tragen einer Spirale um.

Achtung!

Stillen ist definitiv kein zuverlässiger Verhütungsschutz, denn die Funktion der Hormone ist mimosenhaft störanfällig – lauter kleine Diven also, die Regelmäßigkeiten im Leben bevorzugen. Regelmäßiger Schlaf wäre nur ein Beispiel von vielem, was Hormone besonders gerne haben. Baby und ungestörter Schlaf passen aber irgendwie nicht zusammen. Oder? Vielleicht sind das keine Neuigkeiten für Dich. Dennoch habe ich schon Frauen betreut, die im Spätwochenbett wieder schwanger geworden und aus allen Wolken gefallen sind.

Natürlich muss das nicht immer eine Katastrophennachricht sein. Manche Frauen nehmen das auch als gottgegeben hin und freuen sich riesig darüber. Ich möchte nur an dieser Stelle leise zu bedenken geben, dass das nicht sonderlich günstig für unsere eigene Frauengesundheit ist. Wir betreiben dadurch einen Raubbau am eigenen Körper, auf den wir gut aufpassen müssen. Ich weise hier noch mal auf unsere lieben Nebennieren hin, die wir durch reichlichen Kindersegen und Stress »schrotten«, wenn wir sie nicht weiter beachten.

Ich erinnere mich an eine Mutter, die ich bei ihrem sechsten Kind betreut habe. Die Abstände der Kinder waren sehr gering zueinander. Die Mutter war sehr klein und zart und machte einen fast zerbrechlichen Eindruck, da alles an ihr blass und kraftlos wirkte. Die Gebärmutter fühlte sich nach der Geburt wie ein nasser Schwamm an, was ich so noch nie getastet hatte und mir im Wochenbett große Sorgen bereitete, da der Blutverlust sehr hoch war und zu einem stark ausgeprägten Schwächezustand führte. Nun kann man darüber fachsimpeln, ob es in meinen Kompetenzbereich als Hebamme fällt, mich in das persönliche Feld der Familienplanung einzuschalten, in diesem Fall war es mir aber unmöglich, darüber hinwegzusehen. In einem Gespräch mit dem Partner machte ich ihn darauf aufmerksam, wie wichtig es jetzt wäre, der Frau körperliche Ruhe zu gönnen und eine weitere Schwangerschaft möglichst nicht zeitnah zu provozieren. Nachdem etliche Treueschwüre geleistet wurden, erreichte mich ein halbes Jahr später ein Anruf von der Familie mit der Nachricht, dass ein weiteres Kind unterwegs sei und sie wieder auf meine Unterstützung hofften. Das sind dann die Momente, in denen auch ich als Hebamme manchmal verzweifle, da ich nicht verstehen kann, wie man das höchste Gut, nämlich die eigene Gesundheit und das eigene Leben, so dermaßen überfordern muss.

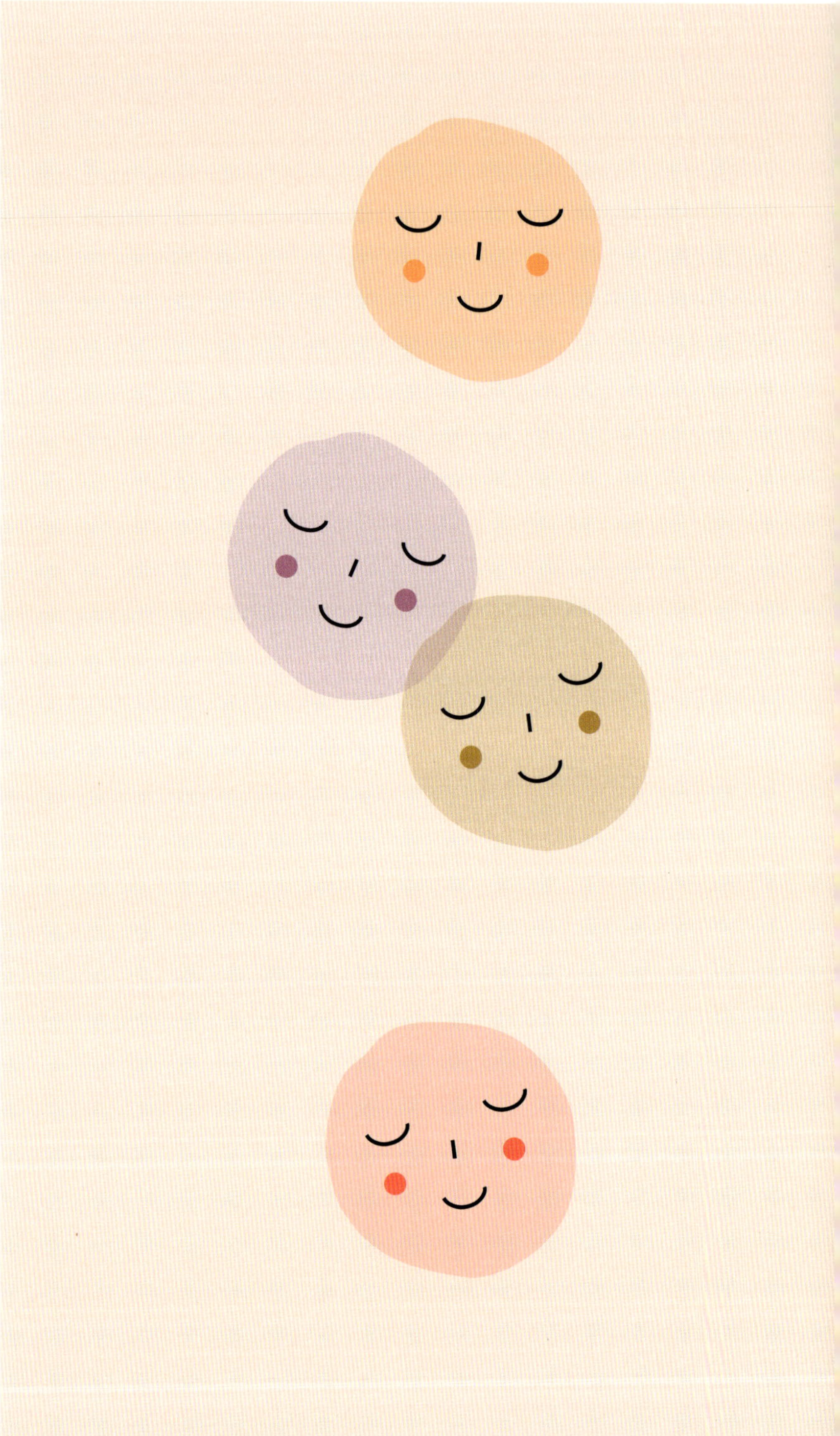

15 KAPITEL

Geschwister-kinder im Wochenbett

Wie läuft es entspannt?

Geschwisterkinder im Wochenbett können eine Herausforderung für Eltern sein, da es so viele unterschiedliche Bedürfnisse zu bedienen gilt.

15

Was ich oft beobachte, ist das »schlechte Gewissen«, das Mütter umtreibt, die glauben, sich im Wochenbett nicht ausreichend um größere Geschwister, die ja oft auch noch klein sind, kümmern zu können. Lieber stellen sie ihre eigenen Bedürfnisse zurück, um niemanden in die Warteschleife schieben zu müssen. Ich plädiere in diesem Kontext für einen gesunden mütterlichen Egoismus. Es hat niemand etwas davon, wenn mir als Mutter die Zunge aus dem Hals hängt und ich nicht mehr weiß, wo oben und unten ist. Wir dürfen abgeben, um Hilfe bitten und auch mal sagen: »Jetzt gerade nicht, aber gerne in zwei Stunden.«

Das Wochenbett mit Geschwisterkindern meistern

Ich war siebenmal im Wochenbett, sechs davon mit Geschwisterkindern. Es gab größere und kleinere Katastrophen und auch absolute Oberkatastrophen. Diese standen meistens in Verbindung mit irgendwelchen Unfällen oder Kinderkrankheiten. Ich erinnere mich heute noch an die Geburt meiner fünften Tochter, wo uns am fünften Tag im Wochenbett drei größere Geschwister mit Windpocken überraschten. Eine meiner Töchter flog im dritten Wochenbett durch eine Fensterscheibe, während ich gerade dabei war, das Baby zu stillen, und mein ältester Sohn brach sich im nächsten Wochenbett das Bein, nur weil er voller Übermut um den Esstisch rannte und irgendwo hängen blieb. Heute kann ich herzhaft darüber lachen und denke nur: »Oh Mann! Was wir alles erlebt haben!« Damals aber war mir zum Heulen und nach Wut zumute, weil einfach alles zu viel war und ich auch prompt mit einem Milchstau reagierte. Aber neben den vielen stressigen Momenten gab es ebenso viele wunderschöne – so schön, dass es fast schon kitschig ist. Ich erinnere mich gerne an die Momente, wenn – es war immer die Zeit des Sonnenaufgangs – wir mit dem fünf Stunden alten Kind aus der Klinik nach Hause kamen und die gesamte Rasselbande mit großen Augen und voller Erwartung an der Tür stand und uns in Empfang nahm. Die Wohnung war mit Luftballons und selbst gemalten Bildern geschmückt und ein kleiner selbst gebackener Gugelhupf stand mit einem »Wälkommen kleine Schwesta«-Schildchen neben meinem Bett. Vorsichtig und leise schlichen alle um das neue Familienmitglied, was sich dennoch sehr schnell an Geschwisterkrach und Rambazamba zu gewöhnen hatte. Im Vorfeld hatte ich Schuhkartons mit kleinen Geschenken für die »Großen« gepackt. Das waren meine Stillkisten, die die Kinder immer nur dann bekamen, wenn ich gerade stillte. Damit erhoffte ich mir ein wenig Ruhe, was tatsächlich gut funktionierte. Unsere Kinder durften viel mithelfen und bekamen so einige kleine Aufgaben zugeteilt, für die nur sie verantwortlich waren. Blumen gießen, Küchenhandtücher falten, Wäsche aufhängen oder abnehmen ... alles nichts Wildes, aber für mich eine enorme Entlastung. Wenn alle und alles fertig war (oder auch mal nicht), gab es gemütliches Rumlungern in unserem Elternbett mit Keksen, Büchern, Hörspielen und viel Gekuschel. Unsere Familienauszeit im Wochenbett: Es ist das, woran sich die Kinder heute noch gerne erinnern und bei Erzählungen mit einem »Mama, weißt Du noch ...?« eingeleitet wird.

GEMEINSAME ERINNERUNGEN SCHAFFEN

Viel Zeit zusammen zu verbringen und den Alltag auch manchmal warten zu lassen, das ist eigentlich das, was ich Dir als Hauptmessage in diesem Kapitel mitgeben möchte, und natürlich, dass Du nicht für all das allein verantwortlich bist. Nutze Netzwerke und lasse Dir in der Zeit, wo die Kinder klein sind und Du vielleicht selbst gerade erkrankt sein solltest, eine Haushaltshilfe verordnen. Diese kann Dir vom Arzt verschrieben werden, wenn niemand anderes den Haushalt versorgen und sich um die Kinder kümmern kann.

Liebevoll aufwachsen – Tipps von einer Familientherapeutin

Besonders für Alleinerziehende und für Frauen, deren Partner oder Partnerin keine Möglichkeit hat, im Homeoffice zu arbeiten, ist es wichtig, gut gewappnet zu sein. Ich habe für Dich an dieser Stelle die Psychologin Caroline Bechmann dazugeholt, die Dir vielleicht auch vom Instagram-Account @liebevoll.aufwachsen bekannt ist.

Carolin hat so viele Tricks und Kniffe im Umgang mit kleinen Kindern parat, dass sie hier dieses Thema perfekt mit vielen wertvollen Tipps ergänzen kann.

Sorge um die Geschwisterkinder

Spätestens wenn sich das zweite Kind ankündigt, machen sich viele Eltern Sorgen um die Reaktion und Gefühlswelt des älteren Geschwisterchens. Sorgen darüber, wie sich das Erstgeborene fühlen wird, wenn sich die Elternteile um noch ein Kind kümmern werden. Wir Eltern wollen ja, dass sich das ältere Kind nicht »verdrängt« fühlt und eifersüchtig wird, was allerdings erst mal normal wäre. Grundsätzlich sind diese Gedanken, diese Sorgen und Ängste vollkommen gewöhnlich und gehören vermutlich zum Wachstumsprozess dazu. Natürlich befürchten wir, dass sich unser Kind »irgendwie« nicht mehr so geliebt fühlt wie davor, und haben Angst, dass sich die Beziehung zu unserem Kind verändern wird, einfach weil wir weniger Zeit für unser älteres Kind haben werden.

Wenn Du diese Ängste verspürst, versuche, das Positive an Eurem Familienwachstum zu sehen. Dein älteres Kind bekommt einen Buddy fürs Leben.

Das Beziehungsnetzwerk Deines Kindes wird erweitert: Einmal durch das Geschwisterchen und natürlich auch durch weitere Bezugspersonen. Das können Großeltern sein, zu denen die Beziehung und Bindung noch verstärkt wird, oder neue Bezugspersonen. Dein älteres Kind wird so viel Neues lernen und so viele Kompetenzen erweitern.

Im Übrigen kannst Du Dein Kind auf das Geschwisterchen vorbereiten. Durch Gespräche, Bilderbücher, Rollenspiele mit Puppen und Aufklärung darüber, was es bedeutet, bald einen Säugling zu Hause zu haben. Ihr könnt gemeinsam eine Puppe wickeln, Du kannst Deinem Kind zeigen, wie man ein Baby trägt oder badet und vieles mehr. Hierbei stärkst Du die Selbstwirksamkeit Deines Kindes und zeigst ihm, wie selbstständig es schon sein kann.

Wenn das Geschwisterchen da ist, kann es sein, dass Dein erstgeborenes Kind wieder Verhaltensweisen eines Babys zeigt. Vielleicht will Dein Kind getragen werden wie ein Baby, wieder neben einem Elternteil schlafen oder verlangt wieder einen Schnuller. Dieses Verhalten ist in der Tat ganz normal und einiges davon dürft Ihr gerne erfüllen. Tragt Euer Kind wieder wie ein Baby, kuschelt viel mit dem Erstgeborenen und lasst zu, dass es sich phasenweise wieder wie ein kleines Baby fühlen kann. Euer Erstgeborenes bekommt mit, wie Ihr mit dem Säugling umgeht, wie sehr Ihr es umsorgt, und wünscht sich diese nahe Begleitung phasenweise auch. Das ist absolut verständlich und okay und vergeht in den allermeisten Fällen wieder. Es handelt sich auch nicht um einen Rückschritt, sondern ist entwicklungstechnisch eine ganz normale Reaktion auf ein Baby.

Aggressionen verstehen und begegnen

Je nach Alter Eures älteren Kindes kann es auch vorkommen, dass es zu vermehrten Wutmomenten kommt. Das liegt unter anderem an der Umstellung, an den neuen Strukturen und Veränderungen im Leben Eurer Familie. Je nach

Temperament reagieren wir Menschen unterschiedlich auf Veränderungen und Kinder reagieren häufiger emotional auf Veränderungsprozesse, weil diese oftmals mit Unsicherheiten verbunden sind. Vielen Menschen geben Routinen und Strukturen Halt im Alltag und so ist es auch bei Kindern. Wenn Strukturen wegfallen oder sich neu etablieren müssen, dann fehlen zunächst Halt, Orientierung und somit Sicherheit. Routinen schenken Kindern Orientierung, weil sie wissen, was als Nächstes kommt, und sie dadurch auch selbstständiger handeln können. Bricht diese Orientierung zum Teil weg, kann es sein, dass ein Kind mit Wut und Frustration reagiert als Ausdruck von »Hilflosigkeit« und Überforderung.

Kommt es also bei Dir im Wochenbett zu vermehrten Wutmomenten, dann ist es im ersten Schritt hilfreich, diese anzunehmen, denn Du verstehst, woher sie kommen. Dein Kind zeigt nun mal seinen Frust und ein wenig Angst über die aktuelle Veränderung und das könnt Ihr – Du, Dein Partner oder Deine Partnerin und weitere Bezugspersonen – gut auffangen, indem Ihr Verständnis für die Reaktion zeigt und wieder Orientierung schenkt. Das kann durch das Etablieren neuer Routinen und Strukturen geschehen. Auch wenn diese erst mal nur fürs Wochenbett funktionieren, können neue Abläufe Deinem Kind Sicherheit schenken und wie kleine Anker im Tagesablauf funktionieren. Dein älteres Kind braucht dann vermutlich ein bisschen mehr Zuwendung und Geborgenheit als sonst, und das kann auch eine andere nahe Bindungsperson erfüllen. Du musst Dich nicht zerteilen. Wenn Du das Gefühl hast, Dein älteres Kind braucht Dich jetzt sehr, dann darf auch eine andere sehr nahe Bezugsperson das Baby betreuen. Du darfst also Kontrolle und Begleitung der Kinder abgeben, um Dich entweder um Dich oder eben nur um ein Kind zu kümmern. Damit wirst Du weder die Bindung zu dem einem noch zu dem anderen Kind »stören«. Ganz im Gegenteil: Deine Kinder stärken ihre Beziehung, ihr Vertrauen und ihre Bindung zu anderen Bindungspersonen.

Du kannst auch Deinem älteren Kind (je nach Alter) bei der Pflege des Säuglings »wichtige« Aufgaben übergeben. Natürlich nur dann, wenn dein älteres

Kind das kann und will. Für viele ältere Geschwisterchen ist es ein schönes Gefühl, bei der Pflege des jüngeren Kindes gebraucht zu werden und dabei sein zu dürfen.

Du beziehungsweise Ihr könnt versuchen, die Bedürfnisse hinter den Gefühlen und dem Verhalten des älteren Kindes zu erkennen und neu zu erfüllen. Manchmal zeigen Kinder Wut, weil ihnen zum Beispiel die Bewegung beziehungsweise Abwechslung oder gar Gewohnheit fehlt oder auch weil das jüngere Baby häufiger mal schreit und diese lauten Geräusche noch nicht so gefiltert und verarbeitet werden können wie bei uns Erwachsenen. Es gibt viele Gründe für Wutmomente und nicht immer wird man diese herausfinden, allerdings ist es immer hilfreich, dem Kind zu zeigen, dass man es sieht und hört.

Grundsätzlich ist ein neues Familienmitglied bei allen Beteiligten mit Wachstum, Veränderung und auch mit Ängsten, Unsicherheiten und Sorgen verbunden. Das ist normal. Eltern wissen noch gar nicht, wie es sich anfühlt, auf einmal mehr als ein Kind zu lieben. Und viele sorgen sich um die neuen Routinen und ums Zeitmanagement. Viele fragen sich, ob sie die neuen Herausforderungen so stemmen können und ob sie alle Bedürfnisse befriedigen werden. Gleichzeitig ist auch die Vorfreude bei vielen riesengroß und all diese starken Gefühle machen natürlich was mit einem. Diese ambivalenten Gedanken und Gefühle dürfen ihren Platz haben und brauchen Zeit, um sortiert und verarbeitet zu werden. Gebt Euch die Zeit. Fühlt Eure Gefühle. Sprecht mit vertrauten Personen, gebt allen Gedanken Raum. So schafft man mentale Ressourcen. Schreibt Eure Gedanken und Gefühle gerne auf. Ihr könnt Euch vorbereiten oder überraschen lassen. Wichtig ist, dass Ihr immer Unterstützung zulasst, um mit dieser großen Veränderung zurechtzukommen. Sich als Familie neu zu definieren, braucht Zeit und Geduld und einige Versuche. Und denk bitte daran: Im Wochenbett werden bei allen Familienmitgliedern viele verschiedene Gefühle aufkommen. Lass Dich davon nicht zu sehr verunsichern und hab keine Scham, Dir Hilfe zu suchen, falls Du das Gefühl hast, dass Du Unterstützung brauchst.

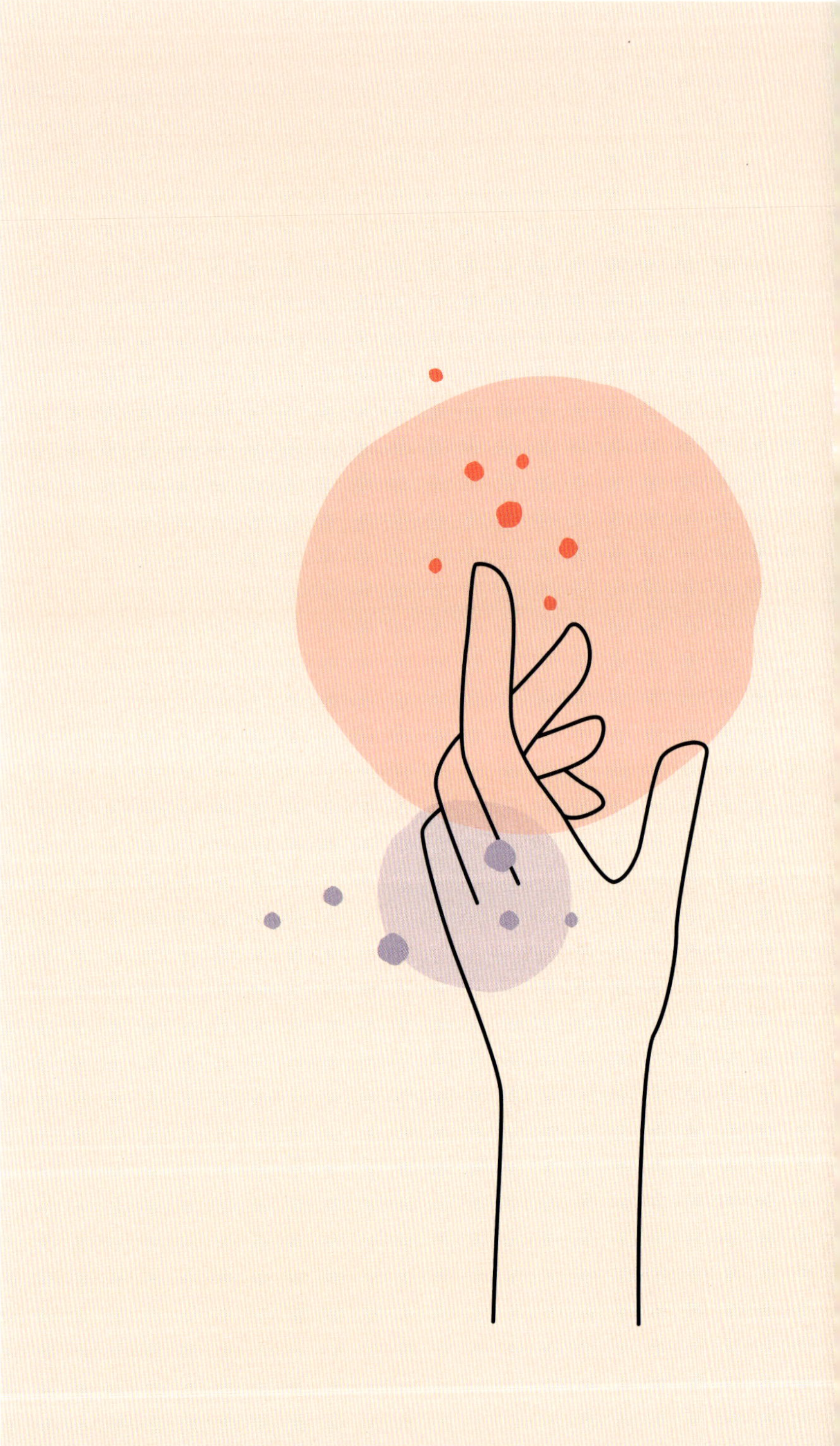

16 KAPITEL

Warum Selbstliebe etwas mit Selbstfürsorge zu tun hat

Und warum die Perfektionistin in Dir eine Mondlandung machen wird.

Der Alltag verlangt Müttern viel ab. Nicht wenige von ihnen haben das Gefühl, vor dem Beginn eines Burn-outs zu stehen, wenn sie nicht etwas ändern.

16

Du hast vielleicht gerade in Kapitel 15 gemerkt, dass einem spätestens dann die Perfektionistin abhandenkommt, wenn Geschwisterkinder im Anmarsch sind. Bleibt die Perfektionistin dennoch bei Dir zu Hause wohnen, wirst Du wahrscheinlich irgendwann völlig energielos und erschöpft auf dem Sofa liegen und darüber nachdenken, ob das jetzt der Beginn eines Burn-outs sein könnte. Ich erinnere mich in diesem Zusammenhang an die Worte meiner ehemaligen Lehrhebamme. Sie war sehr streng, hatte aber ein großes Herz für Frauen. Sie sagte: »Wenn Frauen nicht mehr können, werden sie krank. Es ist für sie oft die einzige Möglichkeit, einfach im Bett zu bleiben, um selbst versorgt und verwöhnt zu werden.« Viele Mütter haben das Gefühl, ständig vor einem Burn-out zu stehen. Der Alltag verlangt uns viel ab. Wir müssen Beruf und Haushalt, Kinder, Partner/Partnerin, Großeltern, eigene Geschwister, Freunde ... managen und bei Laune halten. Gerade schwangere Frauen, die auch schon Mütter sind, berichten mir oft, dass sie überhaupt keine Zeit haben, sich auf das neue Kind einzustellen. Die Schwangerschaft laufe einfach so »nebenbei« und auch das Wochenbett fiele hintenüber, weil man als Mutter einfach zu funktionieren hat. Eigentlich ein sehr bedauerlicher Zustand, denn jedes neue Kind sollte die angemessene Aufmerksamkeit schon in der Schwangerschaft bekommen. Genauso, wie jede Frau bei jeder weiteren Schwangerschaft die Aufmerksamkeit und Ruhe bekommen sollte, die sie benötigt, um sich auf das erneute Muttersein einzustellen.

Wir kümmern uns also, wie immer, um jeden und eigentlich fast alles.

Fühlt sich kein anderer verantwortlich, schreien wir laut »HIER« und übernehmen den Schrott der anderen auch noch, denn irgendjemand muss es ja machen.

Eigentlich leidest Du den ganzen Tag unter Kopfschmerzen und Verspannungen und schlafen kannst Du gefühlt seit Monaten auch nicht mehr, richtig? Weißt Du, wie das Phänomen heißt, unter dem Du leidest?

Dieses Phänomen nennt sich Burn-on! Es beschreibt den Zustand von Menschen, die eigentlich permanent gestresst und/oder erschöpft sind, aber im Gegensatz zum Zustand des Burn-outs noch funktionieren. Das passt hervorragend zum Bild einer Mutter. Es kann auch als »Hamsterrad-Syndrom« bezeichnet werden. Kann es sein, dass Du da gerade zustimmend genickt hast? Du liebst Deine Kinder, Deinen Mann, Deine Arbeit irgendwie auch, Du identifizierst Dich damit – es ist aber eigentlich alles zu viel, funktionieren tust Du aber trotzdem weiter. Und das machst Du nun schon über mehrere Jahre so. Da Du unter einer permanent hohen Belastung stehst und vor allem unter Zeitdruck, fängst Du an, das aus Deinem Leben zu streichen, was als »Me-Time« bezeichnet wird und wozu es mittlerweile gefühlt tausend Ratgeber in der Buchhandlung gibt. Die Situation, in der Du Dich vielleicht gerade ertappt fühlst, ist leider für uns Frauen ein gefährlicher Anfang in einen Sinkflug der eigenen Lebensqualität und Gesundheit. Für Männer natürlich auch, aber um die geht es gerade nicht.

Die permanente Ausschüttung der Stresshormone Adrenalin und Cortisol führt dazu, dass Du Dich immer auf der Flucht fühlst und Dein Körper anfängt, bestimmte Funktionen einzuschränken, da er dort an Energie sparen möchte, zum Beispiel bei Deiner Verdauung. Die Atmung wird schneller und flacher, das Herz schlägt schneller, der Blutdruck und Puls steigen, die Blutgefäße verengen sich. Die Muskulatur spannt sich an, Du hast das Gefühl, einen Affen im Nacken sitzen zu haben, der mal eben heftig zukneift. Du hast plötzlich Sehstörungen und Deine Ohren fangen an zu fiepen. Jetzt kommen wir so langsam an den Punkt, wo wir über das Thema »Achtsamkeit und Mindset« von Müttern und gerade auch von Müttern im Wochenbett und im ersten Lebensjahr der Kinder sprechen müssen. Das Gute, was ich in vielen Gesprächen mit Müttern erlebe, ist, dass die Einsicht, etwas im Leben ändern zu müssen, doch schon relativ schnell geäußert wird. Der Satz »Das geht doch so nicht mehr weiter!« fällt zügig. Die Frage ist nur, wie Frau möglichst schnell aus der Spirale aussteigen kann. Denn Veränderungen im Leben erzielt man in der Regel nicht auf Knopfdruck.

Es dauert manchmal Jahre, bis sich eingeschliffene Verhaltensmuster verändern. Das heißt aber trotzdem: Wir können klein anfangen und werden durch Mini-Erfolgserlebnisse belohnt. Diese Fortschritte sind dann der weitere Motivator dafür, am Ball zu bleiben und die Me-Time mehr und mehr auszubauen. Hilfreich ist zunächst das Aufschreiben Deiner wöchentlichen Verpflichtungen und Termine. Dazu kommen Hobbys oder Vorlieben und alle Menschen, die Dich umgeben. Du schreibst alles untereinander. Dann vergibst Du Punkte. Zehn Punkte bedeuten »wichtig« und in absteigender Zahl »nicht so wichtig«. Verpflichtungen und Menschen mit niedriger Punktzahl bekommen jetzt mal eine Auszeit verordnet. Alles andere sortierst Du in einen Wochenkalender ein. Kannst Du vielleicht schon ein Zeitfenster erkennen, das nicht verplant ist? Dann ist das jetzt das erste Fenster für Dich, das Du mit etwas füllst, was Dir Freude bereitet und Dir zum Durchatmen verhilft. In diesem Fenster werden Kinder leider keinen Platz haben, denn es geht hier nur um Dich und das hat nichts mit Egoismus zu tun! Es ist eine notwendige Maßnahme, Deine Gesundheit zu erhalten und Deine pflichtbewusste Perfektionistin final in die Mondrakete zu setzen – tschüss und guten Flug.

Lerne zu entspannen

Und während Dich Deine Perfektionistin nun auf dem Mond sitzend und aus der Distanz betrachten darf, möchte ich Dir eine kleine Entspannungsübung mit auf den Weg geben. Ich bin mir bewusst, dass Entspannung auf Knopfdruck nicht funktioniert. Einfach mal den Schalter umlegen, während das vegetative Nervensystem auf Hochtouren läuft, ist fast unmöglich. Dennoch ist es einen Versuch wert, in schlaflosen und mit Dauerkopfschmerz behafteten Zyklen für sich einen Modus zur Regulation zu finden.

Bei der Muskelrelaxation nach Jacobson »turnst« Du Deinen gesamten Körper durch, indem Du Dich auf die Anspannung und das Auflockern von Muskelpartien konzentrierst. Möchtest Du als Resultat eine beruhigende Wirkung erzielen, führst Du die Übungen langsam und bedächtig aus. Dieses bietet sich natürlich insbesondere am Abend vor dem Einschlafen an. Möchtest Du eine belebende Wirkung erzielen, turnst Du die Übungen einfach etwas schneller durch. Das Schöne an dieser Methode ist, dass relativ schnell ein wohliges, entspanntes Gefühl einsetzt. Durch das Anspannen und Entspannen der Muskulatur wird diese sehr gut durchblutet und ein wärmendes Gefühl durchströmt den Körper.

Bevor Du mit der Durchführung der Übungen beginnst, suchst Du Dir einen Platz, an dem Du möglichst ungestört bist. Du kannst Dich dazu ins Bett oder auf eine Yogamatte am Boden legen, auf die Du noch eine warme, kuschelige Decke legen kannst. Du solltest bequeme Kleidung anhaben und nicht frieren. Vielleicht ziehst Du Dir noch warme Socken an, da Du Dich dadurch besser entspannen kannst. Du kennst es sicherlich: Kalte Füße sind einfach unangenehm! Wenn Du magst, kannst Du leise Musik laufen lassen. Heavy Metal ist suboptimal, ich dachte da eher an Natur-, klassische oder beruhigende Klänge. So, nun kann es aber auch schon losgehen.

Im ersten Schritt machst Du es Dir auf Deiner Unterlage gemütlich, ruckelst Dich so lange zurecht, bis es für Dich passt. Deine Arme liegen neben Deinem Körper, Deine Beine liegen entspannt, mit ein wenig Abstand zueinander, auf dem Boden. Jede Übung wiederholst Du dreimal hintereinander. Während der Muskelanspannung kannst Du innerlich ebenfalls bis drei zählen, um dann die Muskulatur wieder zu entspannen.

- **Du beginnst mit den Händen,** die Du zu Fäusten ballst. Du zählst innerlich bis 3 und löst wieder. Du wiederholst das noch zweimal. Alles klar? Bestimmt!
- **Du presst den Unterarm auf den Oberarm** – zählst bis 3 und löst wieder …
- **Du ziehst die Schulterblätter zusammen** – zählst bis 3 …
- **Du ziehst den Kopf auf die Brust …**
- **Du ziehst den Kopf in den Nacken …**

- **Du ziehst die Schulterblätter zu den Ohren …**
- **Du drückst die Fersen in die Matte …**
- **Du drückst die Unterschenkel in die Matte …**
- **Du spannst die Oberschenkelmuskulatur an …**
- **Du spannst die Pobacken an …**
- **Du aktivierst Deinen Beckenboden …**
- **Du spannst nun alles nacheinander an,** hältst diese Spannung in allen Extremitäten, zählst innerlich bis 3 und löst wieder.

Du spürst kurz nach und wiederholst den kompletten Durchgang noch zweimal, wenn Du noch Zeit hast. Ich wette mit Dir, dass Du Dich jetzt schon besser und wohlig warm fühlst. Wenn es geht, kannst Du so gleich einschlafen oder Du komplettierst dieses Ritual abschließend noch mit einem warmen Wannenbad, dem Du Magnesiumflocken aus dem Reformhaus oder der Apotheke hinzugibst. Bei 37°C kannst Du auf ein Wannenbad den Inhalt eines 500-Gramm-Beutels auflösen und Dich für 30 Minuten darin entspannen. Es ist herrlich, ich kann es jeder Mutter nur ans Herz legen, die durch das Tragen des Babys oder durch eine verkrampfte Sitzhaltung beim Stillen oder Füttern des Babys einen steifen Nacken und schmerzenden Rücken hat.

Atmen und Entsäuern gegen Stress

Gegen Stress hilft auch noch etwas anderes. Etwas ganz Einfaches. Vielleicht wirst Du jetzt gleich lachen, weil es so banal ist: atmen! Stress kann einem nämlich schlichtweg den Atem rauben, was zu noch mehr Verspannungen führt und übrigens auch einen Einfluss auf unseren Säure-Basen-Haushalt hat. Denn eine flache Atmung, die wir unweigerlich in stressigen Situationen haben, führt dazu, dass wir nicht genug Sauerstoff im Blut haben. Aber genau dieser Sauerstoff wird benötigt, um saure Abfallprodukte abzutransportieren. Außerdem benötigen wir Sauerstoff, damit unseren Organen Energie zur Verfügung gestellt wird. Fehlt nun der Sauerstoff durch eine tiefe Atmung, werden wir in der

Tat durch die erhöhte Produktion von Milchsäure »sauer«, dazu kommt, dass wir auch noch weniger Energie haben. Wir werden also schlapp und müde. Getriggert wird das Ganze noch durch eine unregelmäßige und oft zuckerhaltige Ernährung, obwohl der Körper eigentlich dringend Basenpuffer durch Mineralien wie Kalzium, Kalium, Magnesium, Natrium und Zink bräuchte, mit denen die Säuren neutralisiert werden könnten. Es gibt aber eine ganz einfache Möglichkeit, um zu entsäuern. Du kennst diese Zitrusfrucht: die Zitrone! Vielleicht ist das jetzt die Gelegenheit für Dich, ein neues Ritual in Deinen Mama-Alltag zu integrieren. Dein erster Gang am Morgen, der Dich in die Küche führt, ist der Gang zur Zitronenpresse. Ein Glas lauwarmes Wasser mit einer halben ausgepressten Zitrone auf ex. Danach Fenster auf und mehrere tiefe Atemzüge nehmen. Stell Dir dabei vor, dass Dein Körper jeden Tag bis zu 10 000 Liter Sauerstoff benötigt, um Deine Organe zu versorgen. Bei jeder Einatmung ziehst Du Deine Arme tief nach hinten, bei jeder Ausatmung streckst Du sie nach vorne. Du achtest hin und wieder am Tag darauf, dass Deine Atmung nicht zu flach ist. Bei einem Waldspaziergang mit dem Kinderwagen kannst Du innehalten und bewusst Deine Atemübungen machen. Ganz intuitiv, ohne großes Tamtam. Ich bin mir sicher, dass Dir auch das helfen wird, Deinen Stress zu reduzieren.

Entspannende Massagen

Als Sidekick möchte ich Dir hier noch einen kleinen Tipp für ein schönes Geschenk für Dich nach der Geburt mitgeben. Lasse Dir doch einen Gutschein für eine Fußreflexzonen- oder Ganzkörpermassage oder eine Shiatsu-Behandlung schenken. Wenn Dir in der Zeit der Anwendung auch noch Dein Baby oder Deine Kinder abgenommen werden, ist das eine wertvolle Investition in Deine Gesundheit.

Wenn Du gerade mal ganz leise bist, hörst Du sie bestimmt … Deine Perfektionistin, die auf dem Mond sitzt und leise vor sich hin murmelt: »Ach, Mensch, das hat sie sich aber auch wirklich verdient!«

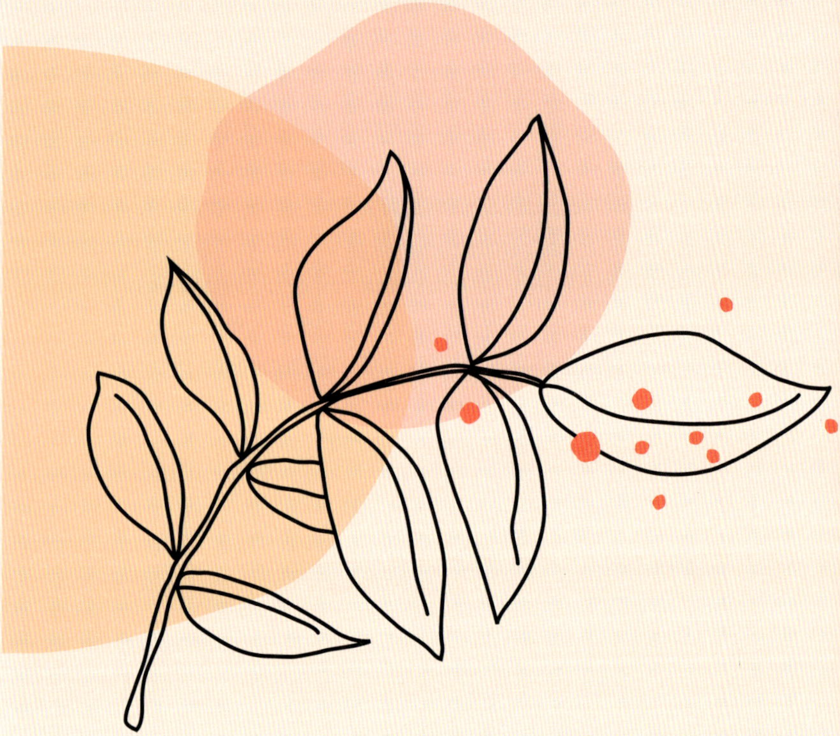

17 KAPITEL

Ausblick auf ein langes Frauenleben

Warum der Raubbau am eigenen Körper keine wirklich gute Idee ist.

Bei den vielen Gesprächen, die ich mit Frauen und Müttern führe, kommen wir unweigerlich irgendwann auf die Themen Selbstfürsorge und Zeitmanagement zu sprechen.

17

Wenn ich darauf aufmerksam mache, dass es besser wäre, sich gelegentlich selbst ein Herz zu geben und nicht immer nur andere zeitaufwendig zu liken, entgegnet man mir meist mit dem Satz: »Wann soll ich das denn jetzt noch bitte machen?« Ich komme noch einmal zu meinen chinesischen Müttern und Großmüttern zurück, die erkannt haben, dass schon die Pflege nach einer Geburt nicht nur eine gesundheitliche Basis für weitere Schwangerschaften, sondern auch eine Grundlage dafür bietet, bei besserer Gesundheit alt zu werden. Wir Frauen können davon ausgehen, dass wir, laut Statistik zumindest, eine hohe Lebenserwartung haben. Wie schade wäre es, wenn wir davon 20 oder gar 30 Jahre an eine schwere Erkrankung oder Kraftlosigkeit verlieren würden.

Wir sind heute mehr denn je äußeren Einflüssen ausgesetzt, die wir nur teilweise selbst steuern können, die aber, neben unserer eigenen Genetik, einen enormen Einfluss auf unsere Gesundheit haben. Das kommt also noch negativ on top – zu dem, was wir selbst für unsere Gesundheit tun oder eben auch nicht tun. Umweltgifte, Chemikalien in Kosmetik, verschmutzte Luft, die wir täglich einatmen, haben einen massiven Einfluss auf das Funktionieren unseres Hormonsystems.

Wir haben heute schon bei vielen jungen Frauen das Phänomen, dass sie nur schwer schwanger werden können. Kinderwunsch-Praxen sprießen wie Pilze aus dem Boden. Ein Großteil der Frauen, die dort vorstellig werden, leiden unter Dauerstress und einem völlig chaotischen Hormonhaushalt.

Ich kann auch noch einen Schritt weitergehen, denn ich selbst erlebe diese Momente immer wieder in meinem Freundinnenkreis, was mich nicht nur fassungslos und traurig macht, sondern auch dazu zwingt, über meine eigene Gesundheit nachzudenken. Es sind die Momente, wenn ein Anruf einer Freundin mich erreicht, die mir mitteilt, dass sie an Brustkrebs erkrankt ist!

Stark gegen Krebs

Mittlerweile erkrankt eine von zehn Frauen an dieser Krebsart, was extrem viel ist. Ich möchte an dieser Stelle einen kleinen Sidekick machen, für die Momente, in denen Du Dich vielleicht über bestehende Stillprobleme oder wunde Brustwarzen ärgerst und Du schon kurz davor bist, das Handtuch diesbezüglich zu werfen. Frauen unter Euch, die nicht stillen wollen oder können, möchte ich auf keinen Fall mit der nächsten Aussage ein schlechtes Gewissen vermitteln. Manchmal ist aber genau das die Information, die wir brauchen, um uns vielleicht doch für das Stillen zu entscheiden oder es zumindest zu versuchen. Frauen, die stillen, haben ein statistisch niedrigeres Risiko, an Brustkrebs, hohem Blutdruck und hohen Blutfettwerten im Alter zu erkranken. Zudem haben Frauen, die weder Nikotin noch regelmäßig Alkohol zu sich nehmen und sich dazu noch viel bewegen, ebenso ein erniedrigtes Krebsrisiko. Ich möchte auch noch einmal an dieser Stelle daran appellieren, dass Du nicht nur an die Vorsorgeuntersuchungen Deines oder Deiner Kinder denkst, sondern sie auch für Dich selbst einplanst. Ich habe mit Erstaunen darüber gelesen, dass die beste Gesundheitsprophylaxe eines Mannes die eigene Frau sei, da diese ihn regelmäßig daran erinnern würde, die entsprechenden Untersuchungen wahrzunehmen. Wie schräg ist das eigentlich alles?

Ich denke, es ist jetzt Zeit, dass ich mich von Dir verabschieden kann. Du wirst sicherlich die eine oder andere Blume aus meinem mitgebrachten Blumenstrauß für Dich herausgezupft haben und dekorierst sie jetzt in Deiner eigenen Vase. Ich schiebe meinen Stuhl zurück, in dem ich in Deinem Schlafzimmer neben Deinem Bett schon im Vorwort Platz genommen habe, drehe mich an der Tür noch einmal zu Dir um und verabschiede mich mit den Sätzen: »Du bist großartig. Eine tolle Frau und eine wundervolle Mutter. Genieße Dein Wochenbett, Dein Leben und pass auf Dich auf!«

Hilfe und Nützliches aus dem Netz

Ich habe Dir an dieser Stelle eine kleine Sammlung von allerlei nützlichen, aber auch schönen Dingen zusammengetragen, weil sie Dir vielleicht an der einen oder anderen Stelle weiterhelfen können. Ich habe mich dabei auf die Menschen und Quellen beschränkt, die ich selbst kenne und für vertrauenswürdig halte. Zunächst, weil sie mir ganz wichtig sind, meine Expertinnen aus diesem Buch:

www.onewomanslife.de
Die Psychologinnen Linda und Lisa kümmern sich nicht nur online, sondern auch in ihrer Heidelberger Praxis vor Ort mit viel Herz und Humor um ihre Klientinnen. Ein Schwerpunkt ihrer Arbeit liegt in der Beratung bei Depressionen im Wochenbett.

www.luisaharisch.com
Luisa ist meine Yogafrau im Buch. Mit viel Liebe und Achtsamkeit unterstützt sie Dich in der Schwangerschaft und Rückbildungszeit und macht nicht nur in ihren Onlinekursen eine Yogini aus Dir, sondern auch vor Ort in ihrem schönen Yogastudio in Ulm.

www.tanja-sahib.de
Tanja ist ein Urgestein in der Berliner Geburtshilfeszene. Als Psychologin ist sie jeder Hebamme bekannt und wird immer von unserer Berufsgruppe oder von betroffen Frauen kontaktiert, wenn Geburten traumatisch verlaufen sind. Aufgrund ihrer einfühlsamen Art fühlt man sich sofort gut aufgehoben bei ihr.

www.liebevollaufwachsen.de
Auch die Psychologin Caroline Bechmann ist mir als Kollegin sehr ans Herz gewachsen. Sie ist für mich die Fachfrau, die sich um bedürfnisorientierte Familienbegleitung kümmert. Man kann ihr viele Löcher in den Bauch fragen, die sie mit kompetenter Engelsgeduld und gespickt mit vielen Tipps beantwortet.

www.prexletics.de
Carolin Tengelmann ist Sportökonomin, Rückentherapeutin und Expertin für Tiefenmuskulatur und Haltung. Als wir uns das erste Mal trafen, wurde sofort über die Rektusdiastase gefachsimpelt. Mir war sofort klar: Diese Frau will ich für Dich im Buch haben.

www.windelmanufaktur.com & www.vonockerundrot.com
Hier bekommst Du nicht nur die grandiosen Stoffwindeln für Dein Baby, sondern auch die Wöchnerinnenvorlagen in verschiedenen Größen für Deinen Wochenfluss. Die Umwelt- und gesundheitlichen Vorteile überwiegen bei diesen tollen Produkten, da sie völlig frei von Chemie-Gedöns sind. Erfunden hat das alles die Dresdnerin Stephanie Oppitz, die in ihrer Manufaktur Tausende von Stoffrollen besitzt, an denen man sich gar nicht sattsehen kann.

www.babyschlafcoach.com
Die Hebamme Melanie Heift nimmt Dir die Sorgen, die sich um das Thema Babyschlaf drehen. Egal, ob das Baby die Nächte durch schreit oder Einschlafprobleme hat, Melanie hat für alles einen Tipp parat und kümmert sich darum, dass das Schlafen endlich entspannt vonstattengeht. Mit viel Humor und Krawumm führt sie ihre entnervten Eltern durch Webinare oder Einzelcoachings. Melanie ist selbst Mutter von drei Kindern, die sich mittlerweile selbst ins Bett bringen.

Und zuallerletzt, aber dennoch an erster Stelle in meinem Herzen: Die Crew von **www.MutterKutter.de,** die Dir in allen Lebenslagen und außergewöhnlichen Themen mit viel Input und fachlicher Expertise zur Seite steht. Meine Freundin und Kollegin Dorothee Dahinden hat sich als TV-Journalistin über Jahre hinweg ein Magazin-Imperium aufgebaut, was informativ und unterhaltsam und mittlerweile deutschlandweit bekannt ist.

In unserer Rolle als Journalistinnen und Hosts betreuen Dorothee und ich gemeinsam den Podcast »HEY Familie« von dm glückskind.

Solltest Du direkt Fragen an mich haben, bin ich sehr gerne für Dich über die Kontaktseite meiner Homepage **www.kerstinlueking.de** erreichbar.

Allgemeine Hilfe

www.embryotox.de gibt es auch als App: Unabhängige Informationen zu Arzneimittelunverträglichkeiten in der Schwangerschaft und Stillzeit durch die Berliner Charité.

www.lalecheliga.de
Beratende Organisation durch ausgebildete Stillberaterinnen und Fachfrauen, die das Stillen fördert und Frauen dazu berät.

www.muettergenesungswerk.de
Vermittlung von Mutter-Kind-Kuren durch die Elly-Heuss-Knapp-Stiftung.

www.elterngeld.net
Beratung und Informationen rund ums Elterngeld.

www.beckenboden-gesundheit.org
Deutsche Gesellschaft für Beckenbodengesundheit e.V., die über die Funktionsstörungen des Beckenbodens und Therapiemöglichkeiten aufklärt.

Hier wird ordentlich geturnt:
www.laufmamalauf.de, www.buggyfit.de, www.kangatraining.de, www.fitdankbaby.de.

www.schatten-und-licht.de
Anlaufstelle bei Depressionen nach der Geburt.

Hilfetelefon nach schwierigen Geburten: 0228/92959970

www.emotionelle-erste-hilfe.org
Unterstutzung von Eltern unter anderem von Schreikindern und bei chronischer Erschöpfung.

www.geburt-nach-kaiserschnitt.de
Die Freiburger Ärztin Ute Taschner bietet Dir Hilfe für eine selbstbestimmte Folgegeburt nach einer erlebten Kaiserschnittgeburt an. Sie ist in Deutschland die Frau, die sich um das Thema Kaiserschnitt kümmert und Dir Schritt für Schritt hilft, Deine erlebte Kaiserschnittgeburt zu verarbeiten.

www.muetterpflege-deutschland.de
Über eine Datenbank findest Du hier großartige Mütterpflegerinnen, die darin ausgebildet sind, Frauen nach der Geburt zu unterstützen.

www.wellcome-online.de
An 218 Standorten in Deutschland werden Familien im Alltag nach der Geburt durch ehrenamtliche Mitarbeiterinnen und Mitarbeiter unterstützt. Der Einsatz einer Mitarbeiterin oder eines Mitarbeiters kostet circa 5 Euro pro Stunde.

Für gleichgeschlechtliche Eltern:
Regenbogenzentren in Deiner Heimatstadt setzten sich für Eure Belange ein und unterstützen Euch bei allen Fragen.

Gute Dinge, die die Welt schöner machen

www.diestillbox.de
Alles für die stillende Mutter in einer Box als erste Hilfe für eine gute Stillzeit. Von einer Stillberaterin und zweifachen Mama entwickelt.

www.loewenzahnorganics.com
Ich empfehle gerne diese Firma für ihre Wochenbett-Rinderbrühe und die Bio-Bällchen für die Stillzeit. Falls Du mal keine Zeit zum Kochen haben solltest, wäre das einen Griff ins Supermarktregal wert.

www.nurimom.de
Wochenbettkost de luxe, gemäß dem Motto »Mother the Mother«. Laura und Elmar aus Edingen-Neckarhausen verschicken deutschlandweit dicke Pakete mit gesunden vorgekochten Wochenbett-Mahlzeiten. Du musst nur noch den Topf auf den Herd stellen und alles erwärmen. Hinsetzen, essen und pappsatt wieder ins Bett fallen. Herrlich!

www.mamigut.de
Als ich Vanessa kennenlernte, war mir sofort klar: Die Frau kann was und hat durch ihre eigene Geschichte einen besonderen Blick auf das, was Frauen in besonderen Lebenslagen brauchen. Vanessa entwickelt und produziert Nährstoff-Shakes speziell für die Stillzeit. Einfach schütteln, Strohhalm (natürlich aus Glas) rein, genussvoll schlürfen und mit sämtlichen Vitaminen, Mineralien und Spurenelementen versorgt sein. Ist lecker und vertreibt den Müdigkeitsschleier.

www.dr-johanna-budwig.de
Hier findest Du die besten Frühstücks-Porridge-Mischungen, Energie-Toppings und hochwertige Öle. Dazu gibt es noch tolle Rezepte, die einfach Dampf machen und Kraft geben.

www.kaiserschlüpfer.de
Daniela und Julia, die beiden Hamburger Powerflocken, sind die Erfinderinnen des echten »Kaisers«. Ebenfalls aus eigener Betroffenheit heraus entwickelte Julia mit der Hebamme Daniela diese tollen Schlüppis, damit Frauen nach einem Kaiserschnitt gut gestützt und angenehm gekühlt durch die Welt laufen können. Im Portfolio befinden sich noch viele andere gemütliche Buxen für jede Lebenslage. Prädikat: cool!

Danke

An all die wundervollen Menschen, die mein Leben bereichern, mit denen ich alle meine Sorgen, aber natürlich auch die unglaublich schönen Momente des Lebens teilen und genießen kann. Meine eigene Familie steht in diesem Fall an oberster Stelle.

Zudem ein riesiges Danke an:
Dorothee Dahinden; all meine Freundinnen und Kolleginnen aus Hamburg, Berlin, Karlsruhe und Köln.
Meine Agentin Tina Muffert, die großartigen Frauen vom Südwest Verlag, allen voran Sarah Gast, Eva Schanz und meine Lektorin Ruth Dangelmaier.
Ich bedanke mich für Euer Vertrauen, dass Ihr mich einfach habt machen und schreiben lassen.

Haftungsausschluss und allgemeine Hinweise zu medizinischen Themen:
Die hier dargestellten Inhalte dienen ausschließlich der neutralen Information und allgemeinen Weiterbildung. Sie stellen keine Empfehlungen oder Bewerbung der erwähnten diagnostischen Methoden, Behandlungen oder Arzneimittel dar. Der Text erhebt weder Anspruch auf Vollständigkeit noch kann die Aktualität, Richtigkeit und Ausgewogenheit der dargebotenen Informationen garantiert werden. Der Text ersetzt auf keinen Fall die fachliche Beratung durch einen Arzt oder Apotheker und darf nicht als Grundlage zur eigenständigen Diagnose und zu Beginn, Änderungen oder Beendigungen einer Behandlung von Krankheiten verwendet werden. Konsultieren Sie bei gesundheitlichen Fragen immer den Arzt oder die Hebamme Ihres Vertrauens. Die Autorin übernimmt keine Haftung für Unannehmlichkeiten oder Schäden, die sich aus der Anwendung der hier dargestellten Information ergeben.

1. Auflage 2024

einem Unternehmen der Penguin Random House Verlagsgruppe GmbH,
Neumarkter Straße 28, 81673 München

Hinweis
Die Ratschläge/Informationen in diesem Buch sind von Autorin und Verlag sorgfältig erwogen und geprüft, dennoch kann eine Garantie nicht übernommen werden. Eine Haftung der Autorin bzw. des Verlags und seiner Beauftragten für Personen-, Sach- und Vermögensschäden ist ausgeschlossen.

Projektleitung: Sarah Gast
Lektorat: Ruth Dangelmaier, Köln
Korrektorat: Susanne Schneider, München
Umschlaggestaltung: Veruschkamia, Vera Schlachter, München,
www.veruschkamia.de
Innenlayout und Grafiken: Sandra Albert, Hamburg
Satz: Uhl + Massopust, Aalen
Herstellung: Timo Wenda
Druck und Bindung: Pixartprinting, Lavis
Printed in Italy

MIX
Papier | Fördert gute Waldnutzung
FSC® C147178

Penguin Random House Verlagsgruppe FSC® N001967

ISBN 978-3-517-10276-4
www.suedwest-verlag.de